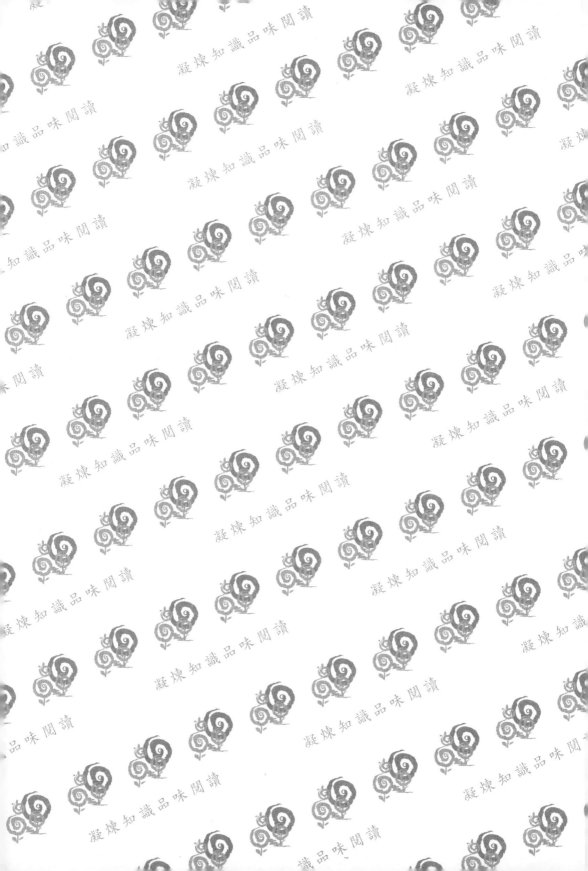

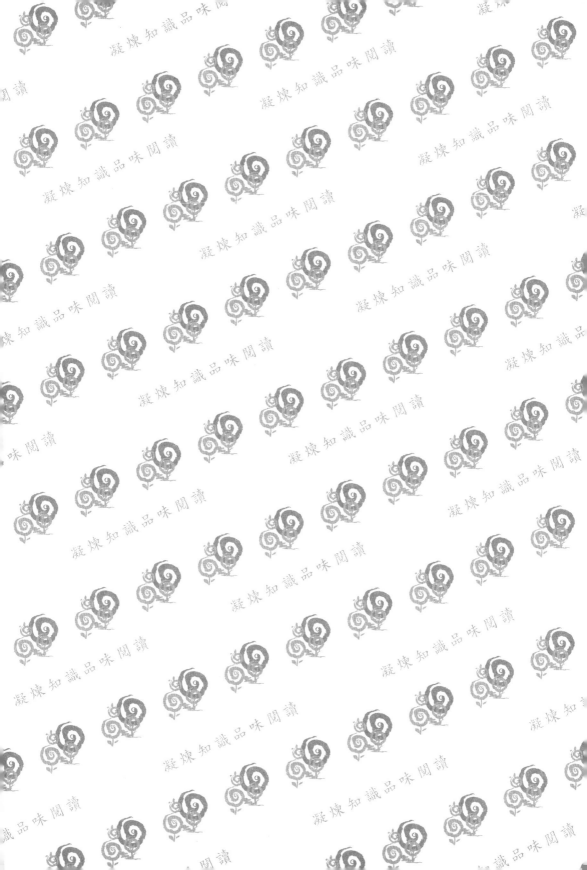

長期照護活動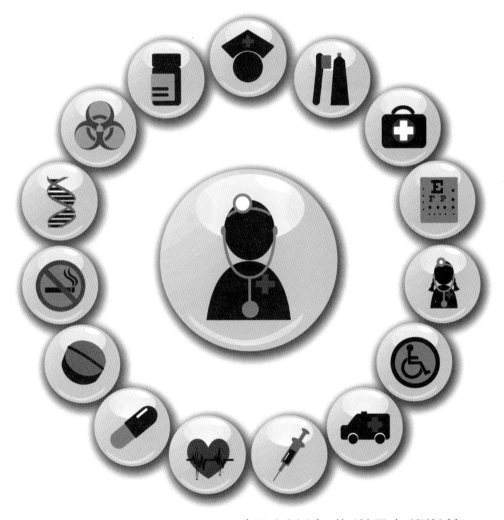
設計手冊

張宏哲/李 莉/林昱宏/劉懿慧 主編

張宏哲/李　莉/林昱宏/劉懿慧
王美淑/江慧琪/何志鴻/侯曉如　著
張丰如/陳美珠/陳嘉年/陳贊光
游梅珍/楊育哲/楊　琪/謝智伶

活動筋骨慢老化

動手動腳少退化

設計活動DIY

計畫生活多變化

主編簡介

張宏哲

- **現職**

  臺北護理學院長期照護研究所助理教授

- **學歷**

  聖路易華盛頓大學社會工作博士

  紐約哥倫比亞大學社會工作碩士

- **經歷**

  輔仁大學社會工作學系專任助理教授

李莉

- **現職**

  馬偕紀念醫院附設護理之家護理長

- **學歷**

  臺北護理學院長期照護所碩士

  臺北護理學院護理系社區組學士

- **經歷**

  馬偕紀念醫院護理師

林昱宏

- **現職**

  臺灣大學醫學院附設醫院北護分院社工室業務負責人

- **學歷**

  臺北護理學院長期照護研究所碩士

  靜宜大學青少年兒童福利學系學士

- **經歷**

  亞東技術學院老人照顧系兼任講師

  社團法人臺灣失智症協會第三屆會員服務委員會委員

  臺北縣市老人安養暨長期照護評鑑委員

  財團法人天主教聖馬爾定醫院附設護理之家社會工作組副組長

  中國醫藥大學附設醫院精神部九二一大里市、新社鄉災後心靈復原計
    畫專任研究助理

  光田醫療社團法人光田綜合醫院社會工作室助理社工員

劉懿慧

- **現職**

  社團法人臺灣失智症協會社工專員

- **學歷**

  輔仁大學社會工作研究所碩士

- **經歷**

  行政院衛生署委託計畫「本土失智症機構照顧模式之探討」研究助理

作者簡介

王美淑

• **現職**

　馬偕紀念醫院社會工作師

• **學歷**

　實踐大學社會工作學系學士

江慧琪

• **現職**

　臺北市政府衛生局健康管理處科員

• **學歷**

　臺北護理學院長期照護研究所碩士

　高雄醫學大學護理系學士

• **經歷**

　臺北市政府衛生局醫護管理處長期照護護理督導員

　臺北市立聯合醫院和平院區居家護理師

何志鴻

• **現職**

　中臺科技大學老人照顧系業界教師

- **學歷**

  臺灣師範大學健康促進與衛生教育系博士班研究生

  臺北護理學院長期照護研究所碩士

- **經歷**

  埔里基督教醫院復健科物理治療師

  彰化縣特殊教育中心在家教育巡迴班兼任物理治療師

  財團法人佛教慈濟綜合醫院臺中分院復健科物理治療師

侯曉如

- **現職**

  臺北縣立醫院護理科督導長

- **學歷**

  臺北護理學院護理助產研究所碩士

  臺北醫學大學護理系學士

- **經歷**

  臺北縣立醫院護理之家護理長

  臺北縣立醫院外科病房兼護理之家護理長

  臺北縣立板橋醫院產嬰房臨床護理師

張丰如

- **現職**

  臺北縣立醫院護理之家照顧服務員

- **學歷**

  臺北護理學院照顧服務員訓練班結業

  丙級技術士證照

陳美珠

- **現職**

  三軍總醫院營養部營養師

- **學歷**

  臺北醫學大學保健營養系學士

- **經歷**

  臺北市私立中山醫院營養組組長

陳嘉年

- **現職**

  蘇澳榮民醫院精神科職能治療師

- **學歷**

  資深職能治療師（OT4）

  臺北護理學院長期照護研究所碩士班

  中山醫學大學復健系職能治療組學士

- **經歷**

  財團法人佛教慈濟醫院花蓮分院身心醫學科職能治療師

  署立宜蘭醫院復健科職能治療師

陳贊光

- **現職**

  臺北縣立醫院護理之家照顧服務員

- **學歷**

  空中大學公共行政系肄業

  財團法人天主教失智老人社會福利基金會服務員訓練班結業

丙級技術士證照

游梅珍

- **現職**

  臺北縣立醫院護理之家照顧服務員

- **學歷**

  天主教耕莘醫院永和分院照顧服務員訓練班結業

  丙級技術士證照

楊育哲

- **現職**

  祥太醫院附設護理之家職能治療師

- **學歷**

  中山醫學大學復健醫學系職能治療組學士

- **經歷**

  林綜合醫院職能治療師

  財團法人嘉義基督教醫院職能治療師

  華濟醫院職能治療師

楊琪

- **現職**

  臺北榮民總醫院安寧病房護理師

- **學歷**

  臺北護理學院長期照護研究所碩士

  長庚大學護理系學士

- **經歷**

  臺北榮民總醫院護理師

謝智伶

- **學歷**

  臺北護理學院長期照護研究所碩士

  長庚大學物理治療系學士

- **經歷**

  中山醫學大學附設復健醫院物理治療師

  臺中縣大里市菩提仁愛之家物理治療師

編者的話

　　活動設計受到長期照顧實務工作者重視的事實越來越不容忽視，相關的書籍也因此越來越多。環顧目前的書籍，主要還是以活動的範例為多，針對活動設計和執行過程所需要注意的事項和原則有著墨的比較少。本書有幾項特色：

　　一、本書匯聚長期照顧主要專業領域的活動設計專家的知能和經驗，整理出各個專業對於活動設計的觀點和原則，同時提供活動的範例以供應用。

　　二、本書彙整過去相關書籍或手冊裡的活動設計範例，提供活動帶領者找尋範例時候的指引。

　　三、本書提供活動的行政管理、活動評值和活動資源連結等主題相關的原則，是過去文獻比較缺乏的，對於活動帶領的入門者而言，具有指引的作用，對活動達人來說，則有相互切磋的功能。

　　四、本書針對比較特殊的族群（失智和精障者）的活動設計提出一些建議，由於這方面的資料更為稀少，因此彌足珍貴。

　　五、本書提出有關為什麼要辦理活動，以及活動辦理原則相關的理念架構，有助於提醒活動帶領者有關活動的主要目的，也有助於活動規劃者為自己規劃的活動提出有力的論述。

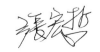

目錄

第一章　活動設計的理念

第一節　活動設計的理念

　　本節從社會心理的角度切入，試圖勾勒出活動設計的理念，從活動的意涵和活動的功能切入，作為活動設計與規劃的依據。

活動就是照顧

　　「活動就是照顧」常常不是長期照護機構堅信的理念，活動的安排常常被認為是多餘的，最基本的身體照護工作都千頭萬緒了，哪有餘力可以進行活動的規劃和執行？在這種思維之下，機構即使有人負責活動的規劃，通常也不容易得到照護團隊的支持，甚至被認為是照護工作的絆腳石。

　　其實從活動可能發揮的作用就可以確認活動就是照護（Vuori, 1998），活動的主要作用，除了預防退化、延緩老化、減緩慢性病的衝擊、強化心肺、肌肉骨骼和新陳代謝的功能之外，在社會心理方面，具有抒發情緒、因應壓力、減少記憶力衰退、減少問題行為、減少憂鬱和焦慮發生、強化自尊和強化社會互動等作用，可以確切地說「活動＝照顧」。這些社會心理功能的強化，不只無害，更是有助於強化住民在照顧過程的合作，減少照顧時可能發生的抗拒行為和阻力。

活動營造氣氛

　　實習學生或剛到機構工作的畢業生常說：「機構的氣氛總是給人一種『缺乏生機』、『等待死亡』或『沉悶』的感覺，工作人員到底能夠提供

什麼，以減少這樣的氣氛和感覺？」沒錯！走進一個機構通常可以感受到該機構特有的氣氛，是快樂、輕鬆、灰暗、緊繃、沉悶、凝重？氣氛塑造與形成的因素很多，不論是住民的特質、失能程度、經營的理念、團隊的投入或服務人員的人格特質都有可能。不過，不論是什麼因素，重點還是圍繞在照顧的投入、用心和品質。另外，活動安排既然就是照顧，當然也是機構氣氛營造的重要動力，而如何透過活動和活動相關的事宜營造機構氣氛，這就是一門重要的課題。

環境的布置

有些機構擅長於布置，不是為了評鑑，而是想營造家庭的溫馨感覺，例如：內湖的「仁愛頤養園」，在機構的入口通道，以彩帶和其他飾品裝飾，配合節期的主題，讓走入機構的人都會有受歡迎的感覺，加上整個機構的精心綠化、布置，以及每個房間門口都張貼由大學社團志工設計、可以反映住民認定感的海報，海報的主題則是爺爺或奶奶們最喜歡的活動或印象最深刻的生命事件，讓住民沾染到快樂的氣息。

活動和預告

有人來探訪、有活動可以參加、有禮物可以領取、有美好的伙食可以享受、活動的照片上有自己，這些都是值得期待的事情，而機構的主要任務便是營造一個讓住民每天都有值得期待的人、事、物或活動的環境，以減少所謂的「等待死亡的沉悶氣氛」。除了值得期待的事物或活動的品質當然要好之外，也有必要預告，住民早上才有起床的動機和期待，因此，每天照表操課的菜單或活動預告都需要以適當的字體和高度張貼，讓住民可以輕易看到。活動辦理者有時候會碰到一些長者只想當旁觀者，不想參與，其實這些住民也是參與者，也透過觀看的方式在參與，他們可能對活

動也充滿了期待，因此，不可輕忽他們的需要。

從入住開始

　　Lanza（1997）認為從住民入住或進入機構的那一刻，住民就開始在感受機構生活的氣氛，不少住民可能是默默和悲情地入住，離開也是如此，好像入住機構是一件人人都不想但又不得不面對的悲劇。因此她建議活動設計者主動代表機構和所有住民，在任何住民入住的當天，奉上禮物或花朵以示歡迎，另外，定期或不定期舉辦歡送會，讓住民感受到入住機構可以不是一件悲情的事情。

工作人員

　　機構的氣氛當然和工作人員的心情有密切關係，錢少事多離家遠，半夜睡覺也無法安穩的工作團隊不太可能營造出多好的氣氛。好的活動設計未嘗不能將工作人員也考量進去，找到一些全體員工和住民都可以慶祝的活動，例如：每月的慶生或年終慶祝與感恩活動，如果可以成為住民、志工和工作人員都能夠認同的重要節慶，必有助於凝聚向心力。將工作人員也納入活動對象的考量，Lanza（1997）認為這樣做不只有助於強化員工的工作士氣，也有助於員工對於活動的接受，也是藉機向員工行銷活動的規劃和活動設計的機會。

活動就是充權

　　對許多長者而言，老化可能是一種不斷失落的過程，從身體功能的衰退、容貌不再、認知功能（感官知覺、記憶力、抽象思考、判斷等）走下坡、親友的往生、社會網絡的縮小、權力地位角色的失去、荷包的縮水等等，這些失落都可能讓長者感到無力，或者產生失控感。有些長者必須入

住機構，機構照顧的品質可能產生正向或負向的衝擊，除了必須面對新環境可能引起的症狀之外，照顧過程如果受到嬰兒化、機構化，甚至非人化的對待，自主性將更嚴重地被剝奪，個體的自我認定感或自我概念也會更嚴重地被否定，失控感和無力感就可能變本加厲。因此，機構必須提供個別化的照顧，尊重個別長者的自主權，強化長者的控制感和自我認定感，這些照顧方式都是充權的措施，讓長者覺得有權力、被尊重。活動安排的原則也是如此，必須以充權爲主軸和原則。

活動提升自信和控制感

從活動目標看來，好的活動是機構住民信心的「促進劑」，活動方式不可過於困難，活動方式和目標必須簡單容易，在簡化的原則下，針對住民的身體、日常生活活動、肌力、記憶力、現實感或社會互動等功能予以強化，參與者就容易得到成就感，自信心也得到增強，從這些活動的目標和功能就可以清楚看出活動等同於充權，讓長者覺得有尊嚴、被尊重、有自主、有控制感。

由於老化和失能逐漸讓長者失去自我，自我概念受到衝擊，例如：從原先健康的「我」變成「中風的我」，從有自己的家和伴侶的「我」，變成單獨進住機構的「我」，針對這些自我的失落，活動設計可以加入懷舊，回顧過去的生活事件和經驗，從中找回自我，在聆聽長者回顧過去的時候，可以協助長者進行生命的統整，也就是從長者的回顧過程，針對有貢獻的事情予以肯定，針對長者覺得遺憾的事協助他們接納。另外，Hooyman & Kiyak（1996）認爲可以透過不斷的提醒和教導長者自我言談的方式，將無法改變的「自我」（如：失能和中風的我）融入自我概念之中，接受「我是一個中風的人」，同時強調自己仍然具有潛能，仍然是一個可以經營、把握、發揮和過得有意義的「自我」。

活動過程是充權的過程

　　活動的過程必須秉持尊重、接納、溫暖和鼓勵的態度，避免以「趕鴨子上架」的方式，強迫住民參與活動，或者要求長者「表演」，因為過程可能需要不斷練習，徒增長者的壓力和困擾。其實活動的重點不在「表演」，而是在於提供各種參與的機會，或強化參與的動機，因此活動過程必須以耐心和多元的激勵方式（如：誠懇邀請、獎勵、陪伴），強化長者的參與。

　　不少機構透過資源連結，邀請外面的團體到機構進行表演或辦理活動，有些活動不見得都適於住民，機構必須保有主控權，活動之前可以事先匯集長者的意見，告訴這些團體或社團有關長者的特質、喜好、活動應注意事項、喜歡的小禮物，並提出相關的建議，否則活動容易流為「空降式」、機構缺乏掌控、缺乏規劃、不適於長者的節目，其結果不見得對長者有所助益。

多元化的活動設計呼應充權的理念

　　由於長者的背景、經歷、生活習慣、健康狀況、喜好都有不少的差異，尊重個別的特性、偏好和意向，有助於強化長者的控制感、自我認定感或自我概念，因此不論在照顧上或者活動的辦理上都應該尊重長者的獨特性，這樣的原則在機構人力有限、傾向於集體化或機構化的情形之下，並不容易實踐。

　　活動的辦理重點之一是在於提供多元的活動，除了大眾式的活動之外，也需要考量臥床、失智、房間區隔、性別等要素。為了因應住民多樣的背景和多元的需求，部分機構開始將幼教的「角落教學」引進機構。作法上可以在一個空曠的空間（如：活動室、餐廳、客廳）的幾個角落，也可以將每個房間作為一個角落（先取得該房間長者的同意），每個角落安

排一個活動,每個角落通常是由一位工作人員或志工負責,責任是提供材料或指引活動的進行。

充權可以是活動規劃的一部分

　　為長者的權益倡導並不是活動設計的主軸,因為權益倡導牽涉到多元的層面,例如:機構照顧品質的監控、相關的建議,甚至必要時還必須採取投訴或其他措施,以便強化照顧的品質。不過,活動設計或規劃者可以針對住民的活動需求,為住民的權益倡導,向院方爭取,例如:活動空間和設施的改善或建置、相關活動的引進和引進所需要的資源與人力、活動器材的購置,或機構對於活動規劃和執行的支持與配合等。

活動就是生活

　　「活動就是生活」的理念在於強調,活動必須成為機構生活不可或缺的一部分,由於機構生活的焦點是住民,活動必須能夠呼應住民過去生活的情趣,同時能夠和社區有頻繁的接觸。

活動是機構生活的常態

　　「活動就是生活」指的是,機構必須讓活動成為生活中的常態,讓活動逐漸成為生活中的例行事項,這一點對於機構而言不見得容易,因為需要人力和資源的投入。不少機構就讓長者看電視,或者在庭院欣賞風景,這些好像是機構評鑑可以被接受的活動安排指標,其實機構應該不斷嘗試著提供各種不同活動的刺激,如果能夠有創意地安排資源耗費最少的活動、活動道具DIY、角落活動的安排,以最少的資源達到活動多元化的效果,何樂不為?機構可以每週都安排一個可以凝聚人氣的小活動,例如:徵詢當事者同意之後,提供住民小時候的幾張照片讓全院住民和工作人員

進行猜獎活動，不只有助於凝聚人氣，也是活絡住民活動和興趣的好點子。活動既然是生活的常態，年齡的平衡也頗重要，讓幼兒或學齡兒童能夠進入機構和長者互動頗受長者歡迎，兒童也可以藉著和長者接觸，改變對於長者的刻板印象。

活動內容反映住民現在和過去的生活

「活動就是生活」指的是活動內容以長者目前日常生活的需要為焦點，或者以長者過去生活中接觸過或熟悉的活動與事物為焦點進行活動。前者的活動內容主要是以長者目前活動需要重建或復健的日常生活活動功能或輔助性日常活動功能為主軸，透過活動提供練習的機會。後者則是懷舊主題相關的活動，主要是藉助於住民過去生活中的器物、用品、童玩，讓住民有緬懷過去、重溫舊事的機會，這些活動最能夠引起住民的共鳴。

活動安排著重在讓住民重新走入社區

社區才是生活的常態場域，機構不是，如何讓機構的住民再走入和融入社區是活動設計者的挑戰和任務，而機構住民其實也渴望走入人群，往人群多的地方去，例如：7-11、麵攤、麥當勞、百貨公司等等，到野外踏青其實不見得是長者喜歡的活動。有些機構曾到麥當勞為長者辦慶生活動，結果聽說很受歡迎。

相反的，機構也可以歡迎社區人士進來，邀請他們參與機構辦理的長青學苑、義賣、跳蚤市場等活動，有些機構還申請辦理「社區關懷據點」方案，直接走入社區，也有助於減少社區人士的「鄰避效應」（社區對於機構的排擠）。

第二節　方案撰寫與行政

活動方案計畫的撰寫

　　方案計畫撰寫的需要：有些機構會要求活動帶領者撰寫清楚的活動方案計畫，許多機構並沒有這種要求，其實方案計畫的撰寫和存檔有其必要，主要作用在於事先規劃、有所遵循。整體規劃有助於活動主題的系統安排，提前思考可以確立所需的經費和想要連結的資源對象，減少慌亂。另外，凡走過的必留下痕跡，方案計畫的撰寫有助於經驗的傳承和建立制度，資料的彙整也是為了評鑑做準備，也可以成為方案不斷精進與檢討的依據；另一項很重要的作用則是作為連結資源或申請經費的必備文件。方案涵蓋的範圍可以是年度、季節、月分、或者單次的活動，依照機構的需要而決定，比較理想的方式應該是以整年或半年為單位進行規劃和計畫撰寫，同時針對該年度或半年度之下的單次單項活動，或者多次類似主題（如：懷舊）的活動項目進行細部規劃。

　　方案計畫的格式：方案計畫撰寫的方式很多元，並沒有統一的格式，不少機構在評鑑的時候所呈現的資料僅列出年度或一季裡各次活動的名稱或項目，並沒有交代細節，似乎過於簡略。以下提供一個常見的方案規劃和記錄的方式以供參考。

方案名稱和目標

　　簡述整體方案的目標或目的。例如「本方案的主題或名稱是『機構長者的懷舊團體活動』」，方案的目標是「透過懷舊團體活動提供長者回顧過去經驗、抒發和分享情緒、互動交流的機會，協助他們進行生命統整，包括自我接納、自我肯定、找尋過去抗壓和解決問題的能耐以便應用於面對老化過程的壓力源」。

前言或摘要

　　簡述案主群的需求、方案方向、活動項目、預期成效、管控機制、預算。例如「住民面對老化失能和機構生活，有需要強化社會心理因應的能力，也就是抗壓、解決問題、扶穩自尊和強化自我概念以對抗老化引起的多重失落等的技能。本活動方案計畫主要是透過懷舊團體八次的活動，以達成上述的目標。團體過程將透過每次團體之後的成員意見回饋、團體帶領者的反省、督導的諮詢和簡要問卷進行監控與必要的修正。活動成果的評值主要是透過量化統計檢視團體成員在生活適應量表和生活品質量表前後測得的變化。八次活動預計有8×10=80人次，所需經費約為9,600元」。

方案內容

1. 理念架構：透過「簡圖」（圖1-1）敘述整個活動方案規劃的理念，最常見的是五個框框的架構，最上方為住民的需求，左右兩方各有一個框框，分別是連結相關資源和多元創意活動點子，三個框框分別指向中間的活動實施和跨專業合作的精神，最後則是中間最下方的活動成效（活動人數、人次和社會心理成效指標，如生活品質提升、問題行為減少、憂鬱程度減輕）。

2. 目標和具體策略：詳細描述方案的目標和為了達到目標所推出的每一項活動的具體詳細內容，例如將八次團體活動的子目標、具體內容、進行方式、流程和時間分配等列出（表1-1）。

3. 進度和成效指標：詳列每項活動的日期、該項活動所需時間和活動過程每個環節所需時間。成效指標通常是以參與人數（或人次）和社會心理指標為主，後者的選擇見仁見智，通常必須緊扣著活動的目標或性質，例如懷舊團體的成效可能包括活動滿意度升高、生活品質提升、憂鬱程度減少、自尊強化等。

4. 管控機制：活動的期程和進度、活動過程是否依照原先規劃、活動是否有修正的需要、活動預算的執行情形、活動是否達到預期目標等等，都需要透過某些機制進行管控，可以運用甘特圖（進度表）、參與者的回饋、活動帶領者或團隊的自我檢視等方式，進行定期或不定期的監控。

5. 經費或預算：方案計畫書通常要附上簡要的經費或預算，簡述整體和逐項預算。

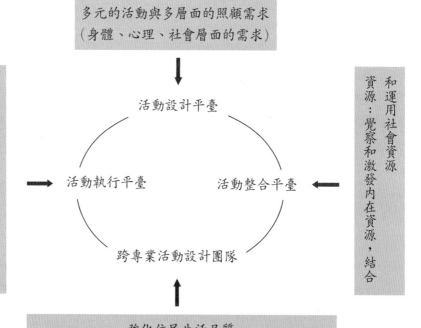

圖1-1　活動方案設計的理念架構

表1-1 方案內容與預期目標簡表

活動方案	期　程	方案內容	預期成效
新年迎春	1～2月	寫春聯、除夕送暖晚會、慶元宵（可以詳細列出每次活動內容）。	總人數約四十人，總人次約一百二十人。
懷舊團體	3～4月	每週一次，前後共六次的團體（可以列出每次的主題、活動內容、細節—包括每個時段的時間分配與子題）。	總人數約八到十二人，共約六十人次，憂鬱程度降低、生命態度較正向。

註：簡表含括的期程可以是年度、一季或單一主題但多次的治療活動，本表以年度為
　　單位，以簡化和列舉方式呈現，並不是整體的內容。

需求評估

　　機構活動需求的評估時機有二，兩項評估的表單紀錄都作為評鑑的資料，兩者可以合而為一。

　　入住評估：詳細精準的入住評估可以在評估的結果或表單的一欄加入「個案活動需求與目標建議」，根據個案身體的狀況和活動想要針對的問題或達成的目標，具體地提出活動的需求，例如：強化肌力、活絡關節、左手活動與復健、強化社會互動、強化現實感、減少干擾行為等等。

　　活動需求評估：在個案進住機構之後不久，也可以透過簡表進行評估，建立住民活動需求的資料，作為活動設計的參考，簡表的內容和格式因機構而異，並沒有固定的標準，以下提供一個簡表以供參考（表1-2）。

表1-2　住民活動需求資料表

基本資料	姓名　　　　年齡　　　　性別 族群　　　　宗教　　　　過去從事的職業
身體狀況	疾病 失能 失智
活動目標	☐強化肌力　☐手部復健　☐減少遊走　☐強化入住適應 ☐強化互動　☐強化自我肯定　☐其他：＿＿＿＿＿＿
注意事項 危險因子	☐食物過敏　☐其他物質過敏　☐敵意行為　☐經常跌倒 ☐走路不穩　☐遊走　☐約束　☐使用精神藥物 ☐意識不清　☐糖尿病飲食　☐易與人衝突　☐好強不服輸*
活動偏好	看電視 繪畫 書法 音樂 園藝 舞蹈 烹飪 玩牌 棋藝 手工藝 戲劇 踏青 養寵物 運動 旅遊 其他 入住前 ☐☐☐☐☐☐☐☐☐☐☐☐☐☐☐☐ 入住後 ☐☐☐☐☐☐☐☐☐☐☐☐☐☐☐☐
活動參與	
鼓勵措施	

*參考自Lanza, 1997。

人力管理與專業團隊

　　個體取向：個別專業人員可能獲選或被指派負責規劃或主導活動的實施，這種方式的優點在於有個主責的人，責任歸屬明確，小型機構通常採用這種模式；缺點則是其他團隊成員的配合度可能不足，主任或督導的理念、堅持和加持就很重要。負責者如果具有帶動團體能量和動力的特質，成功的機會比較大。

　　團隊取向：由一個跨專業的團隊或委員會負責規劃和執行是比較健全的方式，大機構因為人員較多，比較有可能採用這種方式，許多機構還是

以某一專業主導（如：社工或護理），其他團隊配合的方式，但這種方式有可能流於其他人員或專業配合度不高的困境，這種情形之下，主管的要求、監督和投入就有必要。活動原本就是照顧過程不可或缺的重要環節，跨專業團隊組成的委員會或許比較有可能取得不同專業的合作。另外，在請求機構其他專業團隊配合的時候，口說無憑，使用活動照會單（表1-3）比較不會有爭議，因此所有相關的部門／單位的配合事項都有需要詳列。

表1-3　活動照會單

活動安排照會單	
照會日期：　2009　年　2　月　22　日	照會者：活動負責人
1.照會單位：□社工、□護理、□復健、□服務員、□行政（□伙房、　□清潔） 2.照會人員：＿＿＿、＿＿＿、＿＿＿、＿＿＿、＿＿＿	
1.活動規劃（名稱）：包水餃活動 2.地點：交誼廳 3.時間：2009年3月20日，下午3：00～4：00 4.活動內容描述： 5.參與對象人數：	
請以下單位或部門協助（列舉三個）	
護理	請協助參與住民的移位和護送 注意事項：
伙房	請準備下列食物：＿＿＿，送到地點：＿＿＿， 時間：2009年3月20日，下午3：00 注意事項：
清潔	請清理下列地點：交誼廳，時間：＿＿＿ 注意事項：
誠摯地感謝您的協助	

註：參考自Lanza, 1997。

　　如果活動的口碑和習慣已經建立，受到不同專業的重視和認同，活動的推動當然會比較順暢，個人或團隊主導都比較不是問題。如果還沒有，當務之急應是得到主管對於活動重要性和作用的認同，或者主打某一個活動（如：逢年過節或慶生），在活動中趁機讓所有工作人員都沾染到活動的氣氛，並且提供工作人員被介紹或肯定的機會。其實，活動原本就不應該只以機構住民為對象，有些活動必須以全體工作人員和住民為考量，工作人員也能夠參與的活動，獲得認同、支持和投入的機會也越大。

　　志工或外面團體：志工或外面團體帶來的活動雖然是受歡迎的「資源」，不過仍需要避免「空降式活動」，也就是沒有考慮住民的需求或偏好，只是一味地引進資源。其實，機構的活動規劃者可以加入規劃意見，反映機構長者的偏好、適當時間、進行方式、喜歡的禮物等等。

預算財務與器材場地

　　Lanza（1997）認為預算和財務有幾項可以遵循的原則：

1. 以過去的預算和支出為依循，如果沒有紀錄，則試著從過去活動的數量和內容，了解支出的概況。

2. 列出一整年的活動，試著提出全年預算，並列出相關項目，例如：(1)所需物品：禮物、獎品、飲食、文具、布置、邀請函或DM。(2)專家出席費和車馬費。(3)志工開銷。

3. 製作預算簡表，逐月逐項列出活動項目、科目、支出和餘絀等（表1-4）。

4. 監控預算的執行狀況，經常監控預算的執行，避免入不敷出。

5. 伸展預算空間和尋找相關資源，和工作人員腦力激盪，提出開源節流的方法，試著連結機構內外的資源。

表1-4 活動預算與支出簡表

日期	活動項目	科目（項目）						支出	餘絀
		出席費	車馬費	器材	飲食	邀請／DM	獎品		
1月	春節、懷舊活動								
2月	元宵節								

　　在器材方面，爲了省時、省力和節省資源，機構可以考慮設置一個活動專屬的儲藏室，以置物櫃將活動的器材、文具、紙張或道具等加以分類。如果這類空間不容易取得，創意作法是以「推車」替代，推車的大小可以依照需要自行決定，可以分成多個層次，將活動器材分類，「機動」是它的優勢，可以推著到活動進行的地點，外圍還可以張貼海報，進行活動文宣和預告，實屬一舉多得。

活動宣傳與行銷

　　活動的行銷必須確認行銷的內容有哪些？主要焦點是什麼？任何的行銷都需要有行銷者，或者代言人，尤其是具有吸引人注意的特質或形象；另外，行銷也必須考慮對象有哪些？同時找出有效的行銷媒介。

行銷的內容

　　機構可以行銷什麼？也就是行銷的內容或產品。在活動方面，機構可以行銷活動的益處、活動如何強化住民的生活品質、活動如何強化整體照顧的品質、活動如何強化家屬的參與感、外面引進的活動資源如何強化住民的生活等等。

行銷者和代言

　　如果活動確實受到重視，主任、督導、工作人員、照服員自然而然地會主動成爲活動的行銷者，否則活動的負責人就必須擔起行銷者的任務。活動如果受歡迎，口碑就出來了，長者會是最強有力的行銷者或代言人。

形象人物

　　任何的行銷都需要有可以說服「顧客」的形象人物，機構活動最具有說服力的形象人物當然是活動的參與者，呈現某位長者的照片、故事、活動的作品在活動的宣傳方面應是最具有說服力的作法，另外評鑑場合也很適用。

行銷的對象

1. 活動的參與者：機構住民和家屬是活動的主要參與者，因而是活動宣傳或行銷的主要對象。
2. 機構成員：主管、專業人員、照服員的配合與支持，關係活動的成敗與持續性，邀請他們參與或向他們行銷活動的益處，可以強化他們對活動的支持。
3. 社區人士：讓社區人士有機會參與機構活動，除了有助於拉近關係，減少對機構的成見之外，也有助於連結社區中潛在的資源，因此他們也是活動要行銷的對象。向資源提供者或捐贈者行銷，有助於強化他們對機構的認同感和持續捐助的動機。

行銷的方式

1. 會訊：會訊或DM的印製有助於行銷的進行，中型或大型機構資源較豐富，比較有能力經營「會訊」。會訊必須有編輯，決定出刊頻

率、編撰內容、進度。會訊的內容如果含括住民和工作人員的訊息與照片，有助於凝聚士氣和對機構的認同。

2. 媒體：和媒體建立良好的互動關係，透過接受訪問或發布新聞稿的方式，是強化活動本身和機構形象的重要行銷方式。

3. 布置：在客廳、餐廳、機構入口、接待室等醒目的地方，進行布置，不論是以海報、活動櫥窗、閱報欄或布告欄的方式皆可。布置的內容可以是文字訊息、懷舊器物、住民或工作人員的照片，這些都是活動宣傳和行銷的好點子。

紀錄的撰寫

在評鑑的時候，活動紀錄的呈現如果能夠包括前述的所有表單（方案內容與預期目標簡表、住民活動需求資料表、活動照會單和活動預算與支出簡表），加上下一單元提到的活動設計的滿意度調查表和團體過程和動力紀錄表，以及表1-5呈現的活動紀錄表，就可算是最完整的資料呈現了。無法呈現這麼多的表單，也可以製作以一個月或一季為單位的「活動節目表」，條列每項活動名稱、帶領者、照會單位、適用對象、地點和日期，再搭配「活動紀錄表」。有些機構活動的規劃和執行可能由不同的專業或單位輪流，這些單位的表單最好統一，以免造成混亂。

第三節　活動設計的評值

評估的重要性

活動成果的評估很重要，主要原因如下：一是社會課責，因為實務活動的成效評估已經是許多專業對社會負責的自我要求，隨著活動越來越被重視，成果的評估也受到重視，是活動設計者對社會大眾和案主群負責任的態度，也是對於這些人信賴與託付的回應。再者，成果的評估不只有助

表1-5　活動紀錄表

活動名稱		活動地點		活動時間	
活動目標		活動對象			
		（失能或失智程度）			
活動規劃和 執行團隊成員					
活動工具與器材					
活動流程		負責人員		注意事項	
1.活動前： 2.活動方式：		社工			
活動評值考量					
1.過程： 　• 活動進行情形 　• 住民參與情形 　• 住民互動情形和動力 2.結果： 　• 滿意度 　• 社會心理指標					
特殊族群的考量					
1.活動的主要對象：（如輕、中度失能者） 2.題目提示卡可以用文字或圖示					

註：(1)Lanza, Susan (1997). *Essentials for the Activity Professional in Long-Term Care.*
　　(2)進一步閱讀資料：黃尊秋社會福利慈善基金會（2006），《長期照顧機構團體活動實務手冊》。

於專業人員選取具有成效的活動，評估也有助於檢討活動的過程和環節，改進原先規劃的活動，使活動更為精進。另外，成效原本就是治療性活動所宣示的重要目標，沒有經過評估並且確保有成效的活動，和其他任何活動並沒有什麼兩樣，如何取信於人？

評估的類別

一、過程評估：活動進行之前需要針對過程和細節有所規劃，活動的進行也需要針對過程進行監控，確認每個環節是否照著原先計畫進行，哪些環節需要修正，哪些問題需要解決，作為未來活動設計和執行的參考。

1. 常見的評估方式：

(1)小組檢討會：活動進行之後，由小組針對活動的每個環節進行檢討。

(2)管控委員會：部分機構設有「管控委員會」，除了負責設計機構整體活動之外，也負責活動過程和環節的管控與事後的檢討。

2. 評值的內容和格式：

最常見的紀錄和活動過程評值內容含括5W2H：

(1)Where（地點）：需要確保地點舒適性、場地大小對活動進行的影響。

(2)When（活動日期與時間）：不同參與對象有特定的辦理日期與時間的考量，例如：活動辦理時間在下午，對於失智症患者較不適當，有「黃昏效應」，容易造成較多的問題行為。

(3)Who（活動實施者和參與者）：確認活動適用對象，考量認知、失能和過去生活背景等特徵的差異。確認活動的帶領者，其技巧、能力、適切性、熟悉度和準備度。

(4)Why（活動目的）：針對活動對象的需求，確認活動的宗旨和目的，通常是多元的，例如：強化社會互動、肌力活動、職能訓練等。

(5)What（活動內容和資源）：考量適用對象和目的，確認活動應包括哪些內容，比較符合這些對象的需求和偏好。另外也考量活動所需資源，不論是人力、器材、經費。

(6)How many people（活動參與人數）：任何活動都需要考量參與人數的多寡，適用在大團體、小團體或個體。

(7)How to do（活動的進行）：活動的每一個環節要如何進行，需要詳細地規劃。

3. 小團體的動力過程評估和紀錄，見表1-6。

二、結果的評估：在量化的評值方面，主要可以針對以下兩種指標進行評估。

1. 滿意度調查：這是最常見的指標，和住民對於機構照護的滿意度調查類似，問卷的製作很容易，使用上要注意幾項原則：

(1)問卷施測頻率：每次活動都施測很費時費力，好處是每次都可以知道參與者對於活動的反應，作為未來活動修正的參考，缺點除了費時費力之外，就是累積太多的資料，如果活動規劃者堅持每次都施測，可以每次保留幾份問卷（如：五份）留底就夠了。另一種作法就是一季或半年做一次，缺點是無法每次都知道參與者的反應，補救之道是每進行一次活動就以口頭方式了解參與者的意見和反應。還有一種作法是針對大型或特殊活動進行滿意度調查，尤其是聘請外面的專人負責的活動，有必要確立參與者的意見。

(2)圖表分析結果：問卷施測之後卻沒有分析結果，形同白做。以圖表（長條圖或派圖）彙整和呈現結果，有其必要，同時針對不滿意的項目提出改善的建議，進一步記錄改善的情形，這是最完整的作法。表1-7為滿意度調查範例。

表1-6　**團體過程和動力紀錄表**

團體的主題：　　　　（第　次）	日期：
活動的目標：	時間：
	地點：

團體領導者： 協同領導者：	觀察者：

活動參與成員：
人數：

互動與結盟：
1.以圖形標示出領導者和每位成員的位置。
2.以實線（頻繁）或虛線（疏遠）標示成員間互動關係和頻率。
3.實線和虛線一端（單向溝通）或兩端（雙向）畫上箭頭代表溝通方向。
4.圈出兩位或兩位以上成員之間的結盟關係（次團體）。

角色：標示每一位成員的角色是屬於下列兩者中的哪些角色
□任務性角色：□意見和資訊提供者、□氣氛催化者、□摘要和總結者、
　　　　　　　□要求釐清者、□主題討論方向的定位者、□成員的角色
　　　　　　　定義者
□維持性角色：□參與鼓勵者、□溝通催化者、□緊張化解者、□支
　　　　　　　持／讚美者、□團體過程觀察者、□人際關係問題解決者

團體規範的表現（明顯的行爲和互動、未宣告或隱藏的言行）：
1.互動和情緒表達的規範有哪些？分享的規範有哪些？可談的話題之規範？
2.哪些是正向與負向的規範？規範如何被增強的？違反者會受到的待遇爲
　何？成員對於規範的認同感爲何？

團體凝聚力：團體成員如何表達同理、接納、支持、互信、溫暖、歸屬感
和回饋，成員的出席率、自我透露、參與程度、互相支持、眞誠表達憤怒
與敵意、容忍成員之差異性等。

成員的認知和行爲表現：每一位成員對於問題的看法與態度，以及這些觀
點在行爲上的表現。

團體的滿意度和成員對於團體的評價：

表1-7　活動設計的滿意度調查表

說明：以下的問題是想了解您對於本機構過去一季（三個月）活動辦理情形的滿意程度，您的意見將作為我們辦理活動的重要參考，請表達您寶貴的意見，請不要署名，我們也會遵守匿名和保密的原則，請放心寫下您寶貴的建議。

	極不滿意	不滿意	尚可	滿意	極為滿意	不滿意原因說明
活動辦理的次數						
活動場地的安排						
活動時間的安排						
活動資訊的公布與宣傳						
活動帶領者的帶領技巧						
飲食的式樣、品質和量						
禮物或獎品的提供（式樣、品質、量）						
活動參與的情形						
活動照片的贈予和公布張貼						
活動可以滿足身體復健的程度						
活動可以滿足心理需求的程度						
活動的邀請方式和熱誠						
活動過程和步驟的說明						
對於整體活動安排的滿意程度						

2. 成效指標：另一種指標則強調活動的成效，成效指標可以包括：身體功能的改善（如：職能的功能有所改善、復健的結果頗佳）、心理功能的正向變化（如：情緒有些改善、想法變得比較正向）和社會功能的強化（如：社會互動比以前頻繁、人際關係有些改善、照護上比較能夠配合）。通常活動規劃者必須在活動開始之前就設定好評值的對象、評值的指標以及評值的方式，以免錯失良機，尤其是想要評估或分析前測和後測變化的工作人員，更需要事先規劃。

(1)評值對象：個人還是整體？

例一　活動主題：家庭照顧者壓力舒緩活動。活動前針對個別成員測量其照顧負荷分數、血壓狀況、心跳等生理、心理反應；活動結束後，也針對每位成員進行測量，以評值每位成員的改變狀況。此為針對個案的評估。

例二　活動主題：心血管疾病預防宣導活動。活動前針對所有成員測驗其對心血管疾病的認知量表；活動結束後，同樣針對所有成員再進行一次對心血管疾病的認知測驗，再將所有成員分數加總，進行活動前測、後測平均數比較，以評值整體活動方案的有效性。此為針對整體的評估。

從以上的例子可看出，量化的評值方式，可同時評值個案的改變與評值整體的活動，更重要的是評值指標的設定。

(2)評值指標：評值的指標有許多種，通常是依活動的目的而定。可採用具有良好信度、效度的標準量表，例如：CES-D憂鬱量表、Zarit的記憶與行為問題量表、Zarit的家庭照顧者負荷量表等，也可採用自製的問卷，但須注意題目設計的事項，例如：題目的周延性、互斥性、避免雙重題意、避免帶有偏見或情緒化題目等（簡春安、鄒平儀，2004），坊間已經有許多相關書籍，本書不

再論述。

(3)評值方式：

個案評估 通常以簡圖的方式勾勒出成員的改變，將成員參與活動之前的前測分數，以及每次活動結束後的測量分數結果，在座標圖中點出，檢驗變化趨勢（家庭照顧者關懷總會，2003），如圖1-2所示。

整體的評估 通常以統計分析決定是否有顯著差異，最常透過SPSS套裝軟體，進行成對樣本 t 檢定（圖1-3），表1-8呈現整體評估表格的參考範例。此外，有關評值活動整體的有效性，更好的設計需有實驗組與對照組的比較，針對有參與活動的成員與沒有參與活動的成員進行評值。

個案評估紀綠

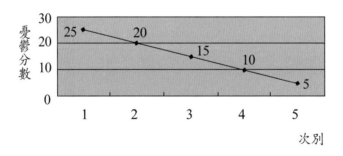

圖1-2 個案成果分析趨勢圖

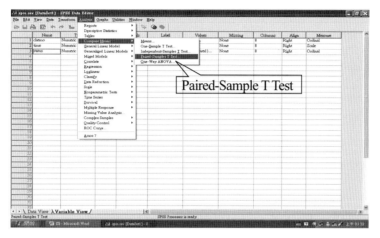

圖1-3　SPSS成對樣本 t 檢定步驟

表1-8　成對樣本 t 檢定的結果

整體評估表格				
成對統計量	個　數	平均數	標準差	t 值
前測心血管疾病的認知	16	13.13	4.99	1.95*
後測心血管疾病的認知	16	10.88	2.22	

* p < .05；** p < .01；*** p < .001

第二章　活動方案設計實務

第一節　活動設計的原則：各專業的考量和範例

護理活動設計考量

　　一、功能評估方面：(1)注意個案的意識狀況是否清醒，若有混亂或是躁動情形應立即停止相關活動的參與。(2)需評估個案身體功能程度，功能獨立者，則鼓勵其自行參與活動的進行，若需協助之個案，則協助其執行最大肢體功能活動，準備適合的助行器、輪椅等輔具；而完全依賴之個案，則須評估其身體功能的穩定性，避免活動進行時發生意外。(3)需評估個案肢體偏癱情形，若是上肢（左手或右手）功能障礙，避免安排須雙手操作的活動，如：捏麵人、包餃子等；若是下肢（左腳或右腳）功能障礙，則避免安排須雙腳操作的活動，如：跳躍活動、跳舞等。(4)需評估個案聽覺狀況，是否有重聽或失聰情形，活動帶領者須放慢說話速度或加大說話嘴型。(5)需評估個案視覺狀況，是否有視覺模糊情形，若有，則活動教具字體應放大。

　　二、疾病評估方面：(1)需評估個案的疾病情形，如：慢性疾病、糖尿病、高血壓、腎臟疾病……等，活動當天需注意個案的生命徵象，確認身體狀況穩定。(2)需評估個案皮膚狀況，若有壓瘡或傷口情形，活動時間安排勿過長，避免皮膚或傷口的壓迫。

　　三、行動輔具方面：須為個案準備適合的助行器、拐杖或輪椅，讓個案能順利進行相關活動。

　　四、人力安排方面：除帶領活動人員外，每兩人應至少配置一位工作

人員，隨時對個案進行協助。

　　五、鼓勵參與活動策略：一個成功的活動進行，需要相關促成活動的因素，以下提供相關的「鼓勵參與活動策略」，希望能達到事半功倍的成效（表2-1）。

表2-1　鼓勵個案參與活動策略

• 海報	• 個別邀請
• 廣播	• 請長輩參與活動設計
• 獎品	• 公開表揚、頒發獎狀
• 出席獎	• 請長輩當指導者
• 餐點	• Mail活動資料給家屬
• 問安邀請	• 刊登活動資訊及成果
• 活動相片展示	• 邀請媒體採訪
• 讚美肯定鼓勵	• 動之以情

範例一

　　復健是可以很有趣的，運用有趣的互動方式，由照護者戴著DIY「抓球帽」，配合住民關節活動角度予以隨時調整，藉以刺激及吸引中風住民參與復健活動。有關此項活動範例，請見「抓抓樂」之活動說明。

活動名稱	抓抓樂	活動地點	復健室	活動時間	20分鐘
活動目的			活動對象		
增加中風住民肩關節的活動度，進而達到提升中風住民日常生活自我照顧功能，維護其良好的生活品質。			輕、中度失能者及一般老人		

（續）

活動目標
1.增加住民患肢關節活動度，減緩肢體失能程度。 2.提升失能者參與職能復健活動的機會，進而增加社交參與。 3.互動式操作過程，以遊戲方式增加參與感並增強住民的自信心，可在輕鬆愉快的氣氛下，達到職能復健的目的。

活動參與團隊成員	護理人員、照服員、志工、社工
活動工具與器材	抓球帽一頂

活動流程	負責人員	注意事項
一、活動前準備： 篩檢個案：中風偏癱個案。 二、活動進行： 1.先協助個案暖身、活動肩關節。 2.操作者將「抓球帽」戴在頭上面對個案，指導住民利用健側上肢，帶動患側上肢抓下帽子上的球。 3.操作者觀察個案最大關節活動角度情形，並隨機調整高度（由蹲姿漸漸升高為站姿）至個案伸展肩關節到最大活動角度為止。	護理人員 護理人員、服務員、志工	1.個案上肢失能程度接近者為佳。 2.參加人員約五到六人。 3.操作者或蹲或站或左或右移動身體，讓個案不斷改變上肢，執行伸展、屈曲、外展、內收之活動。

活動評值考量
測量每次活動前、後個案的肩關節角度，評估肩關節活動角度進步的情形。

特殊族群的考量
此活動設定對象為「中風且上肢偏癱個案」，若是上肢失能、五十肩、冰凍肩、乳房手術後、長期臥床患者……等，都能進行此活動。

範例二

　　紙黏土的製作是一簡單、易學且住民容易由此獲得成就感的活動。活動範例，請見如下。

活動名稱	神奇的紙黏土	活動地點	通風良好、燈光明亮之活動室	活動時間	30～40分鐘

活動目的		活動對象	
透過紙黏土的製作，培養失能者的專注力及手部的靈活度，進而使住民從成品的完成中獲得成就感。		住民約八到十人	

活動目標
1.提升住民的專注力。 2.利用揉捏的製作過程，增加住民手部的靈活度。 3.陶冶性情，增加生活樂趣。

活動參與團隊成員	護理人員、社工、住民家屬、住民
活動工具與器材	紙黏土、舊報紙、空的養樂多罐子

活動流程	負責人員	注意事項
1.與住民寒暄，了解其近日身體與精神狀況。 2.告知活動主題（可以依節慶或大多數住民的喜好做調整）。 3.先把紙黏土揉成一團，讓它軟化，避免揉太久（太久會乾掉）。 4.依主題，裡面可先用養樂多瓶或紙先填塞，外面再包一層紙黏土，再開始造型（紙黏土軟的時候就要造型，乾了以後，就容易裂開了，黏接處可以用水塗一塗，再把紙黏土黏在一起。	護理人員、社工或邀請紙黏土老師	1.過程中應與住民維持良好的互動關係。 2.可請住民互相協助，以養成住民間良好的關係。

（續）

活動流程	負責人員	注意事項
5.單色紙黏土如需上色，要等到紙黏土全乾才能上色（可等下次活動時再上色），上色時，水彩的顏料加一點點水即可，最後記得要上亮光漆，這樣水彩才不會掉色。		
活動評值考量		
1.手部的活動能力。 2.住民之間的互動。		
特殊族群的考量		
1.對於失能、精障或失智的住民，均可搭配說故事或歷史回顧來做活動。 2.失能住民，盡量刺激患肢活動。		

社工活動設計考量

「活動，永遠是活著的」，可以依照參與對象的屬性而有所變化，沒有任何一個活動不需改變就可以施行，因此需要你（妳）願意用心去思考，這樣的活動要如何運用在自己所帶領的失能老人團體。其活動實例，請見「老人樂團」和「絲瓜棚下的茶會」此兩活動。

範例一

老人樂團活動，利用簡單的樂器配合節奏讓住民活動上肢且獲得現實感。

活動名稱	老人樂團	活動地點	活動室	活動時間	30～45分鐘
活動目的			活動對象		
運用簡單的樂器，在機構任何工作人員的協助帶領下，也可以讓長輩組個樂團。		機構內的住民（即使單側肢體偏癱的長者也可以參與）			
活動目標					
1.促進失能長者的自我實現。 2.增進失能長者的社交互動。 3.增加住民在機構內的生活能力。 4.降低機構長者的低負面情緒。 5.提升長照機構的照護品質。					
活動參與團隊成員	依機構活動場地範圍，初期最多可以五到七位住民為主，最少一到兩位住民也可以進行。				
活動工具與器材	1.鈴鼓、鈴鐺、大鼓、三角鐵等樂器皆可。 2.大功率的放音機。 3.節奏簡單的懷舊歌曲。				
活動流程		負責人員		注意事項	
1.邀請長輩參與，並鼓勵長輩挑選自己喜歡的樂器。 2.將座位擺放為半弧形後，弧面開口面向領導者，並邀請長輩入座。 3.帶領者致歡迎詞，如：向長輩說明今天是民國幾年幾月幾日，現在是幾點，我們現在正在哪裡，我是誰，感謝住民願意來參加樂團。 4.先讓長輩聆聽錄音帶的音樂，一段一段先抓節拍及重音。		社工		1.建議邀請較有節奏感的長輩，鼓勵挑選重音及聲量大的樂器，如大鼓。 2.拿大鼓等重音及聲量大樂器的長輩，邀請坐在半弧形的中間。 3.現實導向有其重要性，並促使成員有現實感。	

（續）

活動流程	負責人員	注意事項
5.練習抓重音時，由負責大鼓的長輩開始練習，其他的長輩先在旁觀察。 6.負責大鼓的長輩練習一、兩次後，再全員一起練習，練習時音樂也一定要繼續播放。 7.待不斷地練習到有一定的成果時，曲目不一定要多，但一定要安排有表演機會喔！		4.錄音帶內的歌曲建議是長輩熟悉的。 5.請分段、分段練習。 6.音準較差的住民，可以請其拿鈴鐺。

活動評值考量

1.事前邀請長輩。
2.帶領者與成員互動。
3.成員互動。
4.過程氣氛。
5.歌曲適合度。
6.器材準備。
7.經費概算。

特殊族群的考量

1.可多邀請上肢有能力的長輩參與。
2.失智長輩建議要多注重於注意力的維持時間及問題行為多寡。
3.場地可以不用太大，即使小型機構的小客廳也可以練習，但要注意的是練習的過程中，樂器加音樂的聲量太大，易遭人抗議，因此慎選練習的時間。
4.成員每個人音感都不錯，結合起來就很亂七八糟，所以帶領者要有耐心，重複練習。
5.成立樂團非短時間即可見到成果。
6.帶領者教得很賣力，練習很勤勞，但成員卻會經常忘記。
7.練習的過程中突發狀況頻繁，如上廁所、生氣罵人、摔樂器……等。

(續)

特殊族群的考量
8.長輩的注意力很集中，但是時間不要太久，而且很容易被外界干擾，因此建議場地要挑選於獨立空間。
9.樂團長輩有的人榮譽心會過高，容易造成其舊疾復發，因此帶領者要不斷向住民心理撫慰。

範例二

懷舊治療，藉由對過去事物及經驗的回憶，鼓勵支持失智症人際互動與參與進而增加自信、自尊。

活動名稱	懷舊治療：絲瓜棚下的茶會	活動地點	活動室	活動時間	45～60分鐘
活動目的		活動對象			
藉由懷舊的過程提升長者的自我表達能力、增進人際互動、並讓成員在團體中分享自己的過去經驗，統整自我生命價值。		約八到十位固定住民 成員考量： 1.有參與意願者。 2.認知功能可雙向溝通者。 3.身體狀況穩定（住院頻率較低）。 4.可久坐一個半小時以上者。 5.聽力狀況良好。 6.語言共通性（可分國語組、臺語組）。			
活動目標					
1.透過團體過程，提升長者的自我價值，表達自我需求。 2.促進長者之人際關係，及正向的居住適應機轉。 3.透過團體過程，協助長者自我接納，並減低其憂鬱狀況。					
活動參與團隊成員	社工、護理師、照服員				

（續）

活動工具與器材	1.現實導向工具：如時鐘、日曆。
	2.懷舊音樂：音響、懷舊老歌CD。
	3.茶具、茶葉（可更換不同的飲品：如桂圓茶、麵茶等）。
	4.桌立名牌（寫上每位參與者的名字）。
	5.團體主題之引導物：可依照不同的主題準備相關引導物，舉例如下：

主題	引導物介紹
童玩	彈珠、彈弓、沙包、陀螺、跳繩、酒瓶蓋、凌波鼓
烤地瓜	生地瓜、烤地瓜、木炭、茶
端午節	包粽材料（如粽葉、蝦米、糯米、香菇等），或各地不同口味的粽子（如南、北部粽、潮州粽）
夏天消暑良方	愛玉、石花、酸梅湯、叭咘、扇子
柑仔店	麵茶、金桔糖、戳戳樂、抽抽樂、代幣
臺灣名產小吃	大富翁改良地圖、骰子、湯碗、機會命運的小問題、小餅乾（獎勵品）
醃蘿蔔	蘿蔔乾、白蘿蔔、粗鹽、刀子、砧板、碗具
我的結婚戀愛史	桂圓茶、喜餅、捧茶（甜茶及紅包袋）、瓦片、火爐、肚兜、帶路雞等訂、結婚用品
育兒經	尿布（汗衫及別針）、背巾、小嬰兒道具、包巾

（續）

活動流程	負責人員	注意事項
一、暖身（播放懷舊音樂為背景） 1.現實導向：團體名稱、日期、時間等說明。 2.團體領導者與協同領導者自我介紹。 3.介紹每位成員：可用抽名牌或其他遊戲方式使成員更容易記住彼此姓名。	社工、護理師	1.團體命名：可請成員共同為團體命名，以增進凝聚力。 2.觀察員：建議如有外圍觀察員，則須一併介紹。 3.前次主題摘要：如團體非第一次進行，可先簡短回溯上週之團體主題。
二、主題 1.每次團體可設計不同主題，如童玩、節慶、育兒經等，再依照主題以6W去設計團體欲討論之內容及導向。 2.以「端午節」為例： 　what：粽子裡通常都包些什麼材料？喜歡吃哪種口味的粽子？ 　when：什麼節日會吃粽子？ 　where：不同地方的粽子之特色為何？請成員介紹家鄉粽為何？ 　who：以前家裡的粽子都是誰包的？有否包粽子的經驗？跟誰學包粽子？ 　how：如何包粽子？粽子的種類有哪些？ 　why：端午節為什麼要吃粽子？ 　其他：除吃粽子以外還有哪些應景食物？端午節還會想到什麼習俗？		1.6W問句設計法：6W的主題問句設計主要目的是讓團體領導者較能結構式引導，或是聚焦。成員在不離題的範圍內，仍可以自由表達欲分享之重點。 2.引導物：善用具體的引導物，置於團體中央桌面上，可讓成員迅速集中注意力，且成員較易藉由引導物連結過去記憶。

（續）

活動流程	負責人員	注意事項
三、結束 1.團體領導者以重點摘要成員分享內容的方式，總結當次團體主題。 2.播放團體結束曲。 3.詢問成員是否欲提議下次團體主題。 4.告知團體結束，謝謝大家參與，並宣告下次團體時間及團體主題。 5.請服務員協助成員返回原樓層或回臥室休息。		1.團體結束摘要：團體內容摘要可以協助成員整理一次本次主題之內容及過程。 2.結束音樂：團體接近尾聲時，可將音樂略調大聲，讓成員知道團體即將結束。

活動評值考量

1.質化紀錄：團體活動紀錄撰寫，摘要參與者的表現、反應或特殊事件。
2.量化紀錄：記錄團體每位成員的出席率、專注力（0～5分）、參與度（0～5分）。

- 說明：「專注力」意指成員於團體時間內，精神及注意力聚焦在團體主題上或團體過程運作的時間。「參與度」意指成員於團體過程中用語言或非語言的方式參與，如對於主題討論表達自我意見或對他人意見表示認同等。
- 評分方式：可將團體時間以每十分鐘爲基數，再依成員參與或專注程度計分（0～5分），分數越高表示參與度或專注力越高。

特殊族群的考量

以上範例以失能長者之懷舊活動爲主要概念，失智長者限輕度且非遊走行爲者。

1.場地考量：懷舊團體之場地以獨立空間爲宜，團體進行時忌有人員進出干擾或話題打岔。建議場地設計可以採主題式布置，如鄉村庭院、結婚區、懷舊農具等。
2.桌椅準備：建議成員座位中間可添置一圓桌（圓桌較宜，其次爲方桌），除讓團體成員彼此在視覺上有緩衝的感覺，團體進行時也方便物品的放置，而且比較容易聚焦。
3.座位安排：建議將功能較弱的成員（如沉默者或肢體功能較須協助者），安排在協同領導者旁邊，以利適時協調。

營養活動設計考量

　　一、材料準備方面：(1)避免顆粒、黏稠、辛辣、刺鼻之食材。(2)易咀嚼。(3)食材內容簡單，勿超過三種以上之食材。(4)使用長輩熟悉之食材。(5)宗教：佛教、回教。

　　二、個案評估方面：(1)功能程度，如偏癱情形（左手或右手）。(2)慢性疾病，如糖尿病、高血壓、腎臟疾病等。(3)咀嚼能力，如缺牙、假牙。(4)飲食方式，如由口進食、鼻胃管灌食。(5)飲食喜好。

　　三、飲食輔具方面：(1)圍兜兜、止滑墊。(2)高邊餐盤。(3)粗柄湯匙等。

　　四、人力安排方面：除帶領活動人員外，每兩人應至少配置一位工作人員。

　　有關營養活動設計考量之範例活動，請見如下兩個自己動手做鳳梨酥和芝麻蔥餅捲活動。

範例一

　　營養活動設計，透過不同的食材，配合住民的身體狀況、喜好安排適合動手做的點心，同時達到訓練手部肌肉的意義。

活動名稱	自己動手做鳳梨酥	活動地點	餐廳	活動時間	120分鐘
活動目的			活動對象		
1.讓住民親自做點心並且享受美食。 2.達到訓練手部肌肉兼具活動意義。		住民、家屬、照服員			

（續）

活動目標		
達到肢體活動和兼具育樂活動之目的		
活動參與團隊成員	營養師、助理、志工、社工、廚師、照服員、護理師	
活動工具與器材	1.方形模型八十個。 2.打蛋器一組。 3.電子秤兩個。 4.包裝紙五十個。 5.烤盤。 6.夾子。 7.材料：（本配方可做出60個） 　• 酥皮（每個25公克）： 　　無鹽奶油225公克／酥油225公克／糖粉150公克／ 　　雞蛋3個／起士粉50公克／奶粉80公克／低筋麵粉 　　600公克。 　• 內餡：鳳梨餡每個秤20公克。	

活動流程	負責人員	注意事項
1.將材料秤好並做成外皮麵糰。 2.將鳳梨餡20公克及外皮25公克分成九十份。 3.製作講解及現場掌控。 4.作法： 　• 將材料中製作酥皮的無鹽奶油與酥油以打蛋器拌勻。 　• 再加入糖粉打至顏色變淡黃。 　• 再加入雞蛋打勻。 　• 再加入起士粉、奶粉打勻，最後將麵粉加入後一起打勻。 　• 將酥皮的成品外皮秤25公克，包鳳梨內餡20公克，以模型壓成型即可烘烤。	全體住民、家屬、志工、工作人員	

（續）

活動流程	負責人員	注意事項
• 烤箱先預熱十分鐘。 • 用下火170℃烤十二分鐘，翻面再烤八分鐘至表面呈金黃色即成。 5.成品放涼及包裝。 6.善後物品清點。		
活動評值考量		
1.方式：登錄活動參加人數。 2.指標：活動中有待改進事項修正與檢討，如食材是否過多或過少，成品不適合住民等。		

範例二

　　動手做芝麻蔥餅捲，配合營養師對食材的規劃設計，以期達到健康飲食及肢體活動的目的。

活動名稱	動手做芝麻蔥餅捲	活動地點	餐廳	活動時間	120分鐘
活動目的		**活動對象**			
1.讓住民親自做點心並且享受美食。 2.達到訓練手部肌肉兼具活動意義。		住民、家屬、照服員、護士			
活動目標					
達到肢體活動和兼具育樂活動之目的					
活動參與團隊成員	營養師、助理、志工、社工、廚師、照服員、護理師				
活動工具與器材	1.不鏽鋼盆一個。 2.切麵刀一枝。				

（續）

活動工具與器材	3.電子秤一個。 4.烤盤數個。 5.桿麵棍。 6.大白色盤。 7.材料： 　• 麵糰： 　　中筋麵粉300公克／糖20公克／水160公克／乾酵母2茶匙／泡打粉1茶匙／沙拉油30公克。 　• 芝麻蔥花捲： 　　發好的麵糰1份／蔥花1杯／鹽2茶匙／沙拉油1/4杯／糖1大匙／水1大匙／白芝麻3大匙。

活動流程	負責人員	注意事項
1.將麵粉放在桌板上，中間築一麵牆，放入水、酵母、糖、泡打粉、沙拉油，再以手指由內往外撥，成一麵糰後，用力搓揉。 2.麵糰光滑後，取一盆子，噴上油，再將麵糰放上，表面蓋上布，最好是用黑布，吸熱性較強。 3.麵糰發至兩倍後，將手指插入麵糰中檢查，所插的洞不會再彈起，即可使用。 4.表面中裝飾材料之糖與水調勻備用。 5.麵糰發好後，將麵糰翻面，以手將麵糰之氣壓出，桿成長條狀。 6.刷上沙拉油，再撒上鹽及蔥花。 7.將麵皮兩邊摺至中間成三折，再將底部翻轉至上面，刷上糖水，撒上白芝麻，稍微壓扁後，放置發酵約二十分鐘。	全體住民、家屬、志工、工作人員	

（續）

活動流程	負責人員	注意事項
8.在麵皮表面斜劃兩刀，整齊地排列在烤盤上。 9.烤箱預熱至175℃，放入烤盤，烤約十五至三十分鐘，至呈金黃色。		
活動評值考量		
1.方式：登錄活動參加人數。 2.指標：活動中有待改進事項修正與檢討，如食材是否過多或過少，成品不適合住民等。		

職能活動設計考量

從職能治療師的角度，談辦活動的原則和注意事項。

一、安全性（Safe）：是最重要的考量。在活動的設計上，安全是第一要務，必須考量場地的安全性（例如：牆角是否有保護墊、地板是否會太濕滑、光線是否明亮……等）、器材使用的安全性（例如：使用安全剪刀、活動用的素材必須無毒、避免誤食……等）、活動進行過程的安全性（例如：考量個案的活動能力、避免高難度動作、預防跌倒……等）。綜言之，應該注意而未注意就容易產生過失，而過失往往會造成難以挽回的遺憾。

二、團隊合作（Team Work）：活動執行的前、中、後都有賴所有成員的配合，才能讓整個活動順利進行。職能治療師應主動與其他成員溝通，有助了解住民的現況，也讓其他成員了解活動流程，可以在活動的進行過程，做一些適當的調整（例如：照護員表示張三和李四剛激烈爭吵完，職能治療師應就這個狀況在活動之前做一些調整，如座位的安排、照護員的陪伴……等）。

三、合適性（Suitable）：活動的設計上，除了要達到治療和訓練的目

的外，必須考量其合適性。對住民而言，活動選擇的時間是否會影響住民作息？活動是否對住民功能提升有正面的效益？活動本身是否會太難、太簡易、太幼稚、缺乏變化性……等，都會左右住民參與和配合的意願，進而影響預期的目標與效益。

　　四、執行力（Execution）：職能治療活動除了事前審慎的規劃外，確實的執行是非常重要的，除非有不可抗力的狀況外，否則還是要按表操課，讓職能治療活動成為常態，成為住民生活的一部分。

　　五、練習（Practice）：透過不斷的練習，讓住民將職能治療活動上所學到的動作（Motion）（如健身操等）、技巧（Skill）、策略（Strategics）應用在日常生活中，以延續治療效益。

　　六、適度增強（Reinforcement）：每個人都需要得到他人的認同與鼓勵。適時、適度的增強，可以提升住民參與和配合職能治療活動的意願，透過團體的激勵，可以提升住民勇於挑戰自己能力的動機以及對機構及團體的認同。

範例一

　　生活是無數的經驗累積與嘗試構成；透過圖卡的認識再詮釋出，能刺激大腦的活化，而詮釋表達過程裡，無形中也增加肢體的運用，間接也活動到肢體。其活動範例，請見如下「超級比一比」活動。

活動名稱	超級比一比	活動地點	活動室	活動時間	15分鐘
活動目的		活動對象			
促進住民情感、增進臨時機智反應與記憶探索。		輕、中度失能者及一般老人			
活動目標					
增進住民聯想能力，並強化彼此情感。					

（續）

活動參與團隊成員	全體機構工作人員		
活動工具與器材	大型海報展示板（或白板）、海報數張		
活動流程		負責人員	注意事項
1.活動前：選定活動主題及參與活動人員分組。布置活動場所。 2.活動方式： • 在參與活動人員間選出一位到臺前，爲活動競賽者。 • 活動期間，主持者把題目告訴活動競賽者，活動競賽者用肢體表達題目讓隊員猜。 • 在時間限制內，看答對題目數多寡，多者爲勝方。		社工	1.主題可以與日常生活事物、節慶搭配。 2.參加人員約五到六人。
活動評值考量			
在時間限制內，看答對題目數多寡，多者爲勝方。			
特殊族群的考量			
1.參與活動人員爲輕、中度失能者及一般老人。 2.題目提示卡可以用文字或圖示。			

範例二

雙手，在人的一生中是不可或缺的；嬰兒透過雙手攀爬探索世界、成人披荊斬棘開創事業都要靠雙手完成，可見雙手的重要性。因此，對上肢能力障礙或力量衰退的老人，可透過活動或治療強化上肢肢體能力，增進自我照顧能力。其活動範例，請見如下之「百發百中」活動。

活動名稱	百發百中	活動地點	活動室	活動時間	15分鐘
活動目的			活動對象		
增進手眼協調能力、強化上肢肌肉表現。		輕、中度失能者及一般老人			
活動目標					
增進住民投擲的命中率					
活動參與團隊成員		全體機構工作人員			
活動工具與器材		投擲物數粒、靶紙數張			

活動流程	負責人員	注意事項
1.活動前：投擲物可以紙球或以吸管作為飛鏢。靶紙可以製作為人型板，並在鼻、眼、口等五官以不同形狀表示。 2.活動方式：參賽者可以以站或坐方式參與；針對靶紙投擲，計算命中目標的分數（數量）。	社工	

活動評值考量
計算命中目標的分數（數量）

特殊族群的考量
1.投擲的距離可以測試參賽者的上肢投擲能力調整，增加活動的趣味性。 2.對於認知功能輕度障礙的參賽者，可以指定目標來幫助療癒。

範例三

　　個體在生存期間，會因年齡的增加及與環境間的互動而產生身心變化，音樂在人生每一個年齡階段都是一種良好的介面，能融入住民的心靈。音樂志工的表演，能增加住民活動參與動機，透過鼓勵住民參與樂器

表演可增加住民的自信心與成就感。其活動範例，請見如下之「音樂會」活動。

活動名稱	音樂會	活動地點	交誼廳／起居室	活動時間	30分鐘
活動目的			活動對象		
透過音樂欣賞，陶冶住民的心靈，緩和住民不安的情緒。			護理之家住民		
活動目標					
1.增加活動參與動機。 2.改善住民情緒控制能力。 3.建立休閒、興趣及嗜好。					
活動參與團隊成員		護理之家住民及家屬、醫護人員、職能／物理治療師、社工、病房服務員、志工			
活動工具與器材		電子琴、小提琴、直笛、中國竹笛、節目單、譜架、桌、椅、數位相機			
活動流程			負責人員	注意事項	
1.參與活動相關醫護人員、治療師、病房服務員、社工、志工活動過程說明及工作分配。 2.場地布置安排。 3.參與活動住民就位。 4.表演人員及表演曲目介紹。 5.進行表演活動。 6.鼓勵住民參與樂器表演。 7.住民交流及意見回饋。 8.場地復原。 9.活動檢討／改進／建議。			職能治療師	1.請病房服務員依個案之生理狀況，調整活動參與時間。 2.請病房服務員依個案之需求，穿戴輔具。 3.表演曲目盡量符合多數住民的年代。	

（續）

活動評值考量
1.參與活動動機。 2.注意力。 3.情緒控制能力。 4.住民間的人際互動。

「音樂會」活動花絮

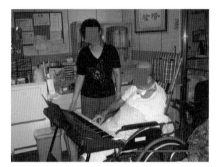

圖2-1　機構長輩彈琴

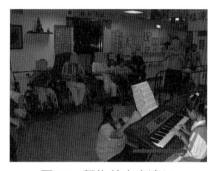

圖2-2　學生前來表演(1)

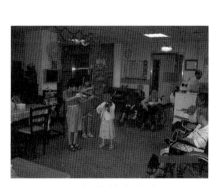

圖2-3　學生前來表演(2)

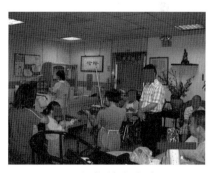

圖2-4　學生前來表演(3)

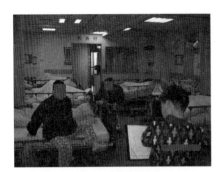

圖2-5　學生前來表演(4)

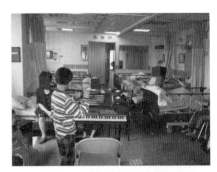

圖2-6　學生前來表演(5)

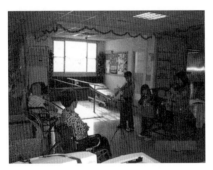

圖2-7　學生前來表演(6)

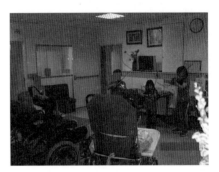

圖2-8　學生前來表演(7)

範例四

　　耶誕節是一個充滿平安喜樂的節日，透過各項表演及歡唱卡拉OK，有著濃郁、歡樂的過節氣氛外更可以增加護理之家住民及家屬、醫護人員、職能／物理治療師、社工、營養師、病房照服員、志工間的交流。活動範例請見如下。

活動名稱	耶誕化妝晚會	活動地點	交誼廳	活動時間	90分鐘
活動目的			活動對象		
透過耶誕化妝晚會，增加住民及團隊成員間的互動，讓住民感受到過節氣氛，有家的感覺。		護理之家住民、家屬、護理之家醫療照護團隊、志工			

（續）

活動目標		
1.提升人際互動。 2.增加活動參與動機。 3.建立休閒、興趣及嗜好。		

活動參與團隊成員	護理之家住民及家屬、醫護人員、職能／物理治療師、社工、營養師、病房服務員、志工	
活動工具與器材	耶誕樹、卡拉OK、各單位道具、汽球及汽球拱門、節目單、桌、椅、數位相機	

活動流程	負責人員	注意事項
1.參與活動相關醫護人員、治療師、病房服務員、社工、志工活動過程說明及工作分配。 2.場地布置安排。 3.參與活動住民就位。 4.表演人員及表演曲目介紹。 5.進行各項表演活動。 6.用餐及聯誼。 7.場地復原。 8.活動檢討／改進／建議。	職能治療師	1.請病房服務員依個案之生理狀況，調整活動參與時間。 2.請病房服務員依個案之需求，穿戴輔具。 3.請病房服務員依營養師對個案之飲食處方，調整飲食內容。

活動評值考量		
1.參與活動動機。 2.注意力。 3.情緒控制能力。 4.住民間的人際互動。 5.指令遵從。 6.定向感。 7.短期記憶力。 8.長期記憶力。 9.肢體動作。		

（續）

特殊族群的考量
1.精障、失智、失能程度。 2.活動器具的改裝修正，如何調整。 3.活動帶領方式、場地的考量。

「耶誕化妝晚會」活動花絮

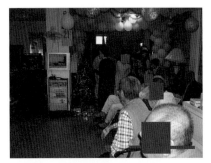

圖2-9　機構長輩參與活動(1)

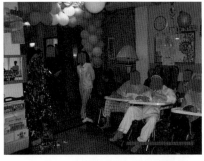

圖2-10　機構長輩參與活動(2)

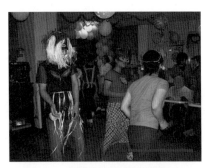

圖2-11　機構人員帶領活動(1)

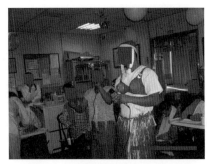

圖2-12　機構人員帶領活動(2)

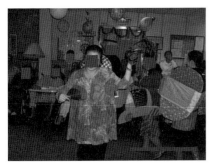

圖2-13　機構長輩參與活動(3)

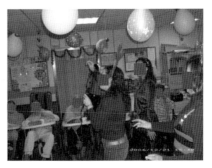

圖2-14　機構人員帶領活動(3)

範例五

　　透過操作插棒遊戲組、認知圖卡配對、玩撲克牌遊戲……等活動，可訓練住民社交互動技巧，延緩大腦退化，培養休閒興趣嗜好。活動範例請見如下。

活動名稱	認知訓練遊戲	活動地點	交誼廳	活動時間	60分鐘
活動目的			活動對象		
大富翁、象棋、插棒遊戲組……等活動，可訓練住民定向感、問題解決、組織……等能力，有助於改善手部操作能力及認知功能。			護理之家住民		
活動目標					
1.提升認知功能。 2.增加人際互動。 3.建立休閒、興趣及嗜好。 4.提升手部功能。					

(續)

活動參與團隊成員	護理之家住民及家屬、醫護人員、職能／物理治療師、社工、病房服務員、志工
活動工具與器材	大富翁、象棋、插棒遊戲組、認知圖卡、撲克牌、桌、椅、數位相機

活動流程	負責人員	注意事項
1.參與活動相關醫護人員、治療師、病房服務員、社工、志工活動過程說明及工作分配。 2.場地布置安排。 3.參與活動住民就位。 4.遊戲規則介紹。 5.進行活動。 6.住民心得分享及意見回饋。 7.器材整理及場地復原。 8.活動檢討／改進／建議。	職能治療師	1.請病房服務員依個案之生理狀況,調整活動參與時間。 2.請病房服務員依個案之需求,穿戴輔具。

活動評值考量
1.認知功能。 2.手部功能。 3.參與活動動機。 4.住民間的人際互動。 5.注意力。 6.情緒控制。 7.短期記憶力。 8.定向感。 9.指令遵從。

特殊族群的考量
1.精障、失智、失能程度。 2.活動器具的改裝修正,如何調整。 3.活動帶領方式、場地的考量。

「認知訓練遊戲」活動花絮

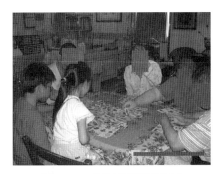

圖2-15　住民參與活動(1)

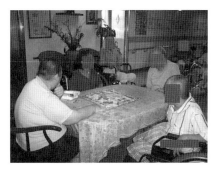

圖2-16　住民參與活動(2)

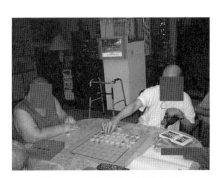

圖2-17　住民參與活動(3)

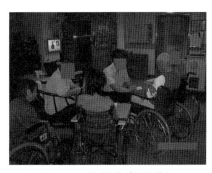

圖2-18　住民參與活動(4)

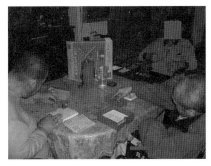

圖2-19　住民參與活動(5)

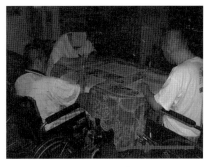

圖2-20　住民參與活動(6)

範例六

丟沙包遊戲是許多住民小時候玩過的遊戲之一，趣味沙包遊戲有助於改善肢體控制能力，增加手眼協調能力，透過比賽可增加活動的趣味性、住民的參與感及成就感。活動範例請見如下。

活動名稱	趣味沙包遊戲	活動地點	交誼廳	活動時間	50分鐘
活動目的		活動對象			
沙包擲準遊戲可改善肢體動作控制能力，同時可以增加住民活動參與動機。		護理之家住民			
活動目標					
1.增加住民手眼協調能力。 2.透過趣味沙包遊戲增加活動參與動機。 3.改善肢體控制能力。 4.增加住民間的人際互動。					
活動參與團隊成員	護理之家住民及家屬、醫護人員、職能／物理治療師、社工、病房照服員、志工				
活動工具與器材	錄音機、沙包、餅乾（糖果）、獎勵卡、數位相機				

活動流程	負責人員	注意事項
1.參與活動相關醫護人員、治療師、病房服務員、社工、志工活動過程說明及工作分配。 2.場地布置安排。 3.參與活動住民就位。 4.遊戲規則介紹。 5.每次投五個沙包，將沙包丟入（至）九格布上或沙包投擲至板洞內即得	職能治療師	1.請病房服務員依個案之生理狀況，調整活動參與時間。 2.請病房服務員依個案之需求，穿戴輔具。 3.需注意住民坐站平衡能力，避免發生跌倒或其他危險狀況。

（續）

活動流程	負責人員	注意事項
一分，得最多分者可獲得獎勵品（循環5～6次。盡量通通有獎，以數量多寡區分能力表現）。 6.住民經驗交流及分享。 7.場地復原。 8.活動檢討／改進／建議。		4.視住民能力調整住民與九格布上或沙包投擲板洞的距離，減少住民的挫折感。

活動評值考量
1.手眼協調能力。 2.動作計畫及肢體控制能力。 3.注意力。 4.住民間的人際互動。 5.指令遵從。 6.定向感及安全判斷。 7.參與活動動機。

「趣味沙包遊戲」活動花絮

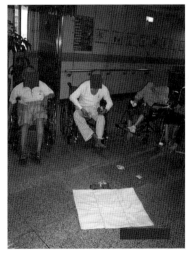

圖2-21　住民參與沙包擲準遊戲(1)

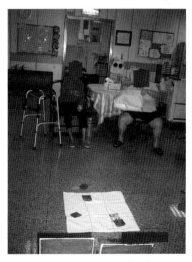

圖2-22　住民參與沙包擲準遊戲(2)

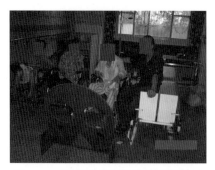

圖2-23 住民參與沙包擲準遊戲(3)

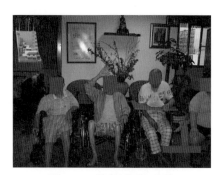

圖2-24 住民參與活動

範例七

　　每個人都有塗鴉及剪剪貼貼的經驗，在創意美術活動過程中，可以增加住民間的互動及改善肢體動作的協調性，透過作品的介紹及經驗分享以及住民家屬的參與，有助於住民建立自我價值及正向的人生觀。其活動範例請見如下。

活動名稱	創意美術	活動地點	交誼廳	活動時間	30分鐘
活動目的			活動對象		
透過創意美術活動，能達到訓練肢體功能，同時能幫助住民增加成就感，消除自卑與不安。			護理之家住民及家屬		
活動目標					
1.提升人際互動。 2.增加手部功能及手眼協調能力。 3.建立休閒、興趣及嗜好。					
活動參與團隊成員		護理之家住民及家屬、醫護人員、職能／物理治療師、社工、病房照服員、志工			

（續）

活動工具與器材	廣告顏料、水彩筆、盛水工具、圖畫紙、彩色筆、廣告紙、線香、剪刀、桌、椅、數位相機		
活動流程		**負責人員**	**注意事項**
1.參與活動相關醫護人員、治療師、病房服務員、社工、志工活動過程說明及工作分配。 2.場地布置安排。 3.參與活動住民就位。 4.活動內容及技巧介紹。 5.進行活動。 6.作品介紹及經驗分享。 7.場地復原。 8.活動檢討／改進／建議。		職能治療師	1.請病房服務員依個案之生理狀況，調整活動參與時間。 2.請病房服務員依個案之需求，穿戴輔具。 3.線香、剪刀等用具具有危險性，參與活動工作人員需協助住民。
活動評值考量			
1.參與活動動機。 2.動作控制。 3.情緒控制。 4.住民間的人際互動。 5.指令遵從。 6.注意力。			

「創意美術」活動花絮

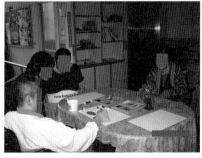

圖2-25　住民參與美術活動(1)

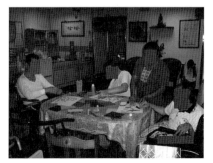

圖2-26　住民參與美術活動(2)

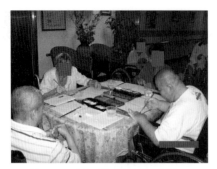

圖2-27　住民參與美術活動(3)

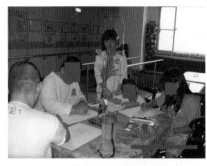

圖2-28　住民參與美術活動(4)

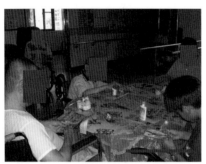

圖2-29　住民參與美術活動(5)

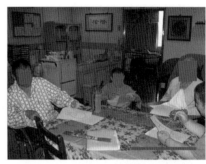

圖2-30　住民參與美術活動(6)

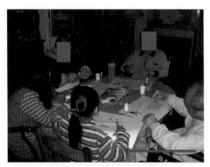

圖2-31　住民參與美術活動(7)

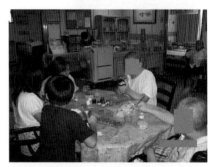

圖2-32　住民參與美術活動(8)

物理活動設計考量

　　由於物理治療師在機構裡服務對象多爲床邊物理治療，因此推著治療車到各樓層較爲方便。常看到許多老人家雖然不需做復健，或是已至院外診所復健，但是白天最常的活動，就是坐著輪椅被推到餐廳等吃點心或吃飯。通常老人家們都在打盹，或「給電視看」。因此，引發物理治療師動機，將治療車變身爲「活動車」，推到餐桌邊，「就地取材」帶領老人家們做一些有趣的團體活動，而達到邊玩邊復健的目的（圖2-33）。圖2-33爲治療車上層放置了電療儀器及手滑板，另懸掛大小不同的球在旁邊；下層放了維修輪椅的工具箱和小椅子，旁邊的箱子放了沙包、電熱毯等。由於耶誕節的來臨，於是請學生志工幫忙裝飾治療車，以吸引長輩注意。

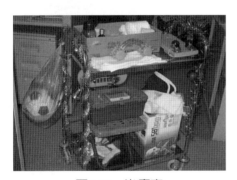

圖2-33　治療車

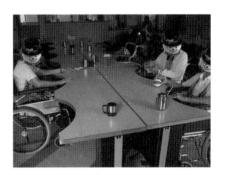

圖2-34　推小球活動實況

範例一

　　這是筆者看到老人們白天下床後坐在輪椅上被推到餐廳，大家不是你看我我看你，就是打瞌睡；於是趁著尚未用餐的空檔，利用餐桌進行推小球的遊戲，簡單又有趣，而且又可以設計不同的玩法。此外小球是在菜市場買的，利用便宜的材料就可以達到活動的目的，每個機構都可以做到（圖2-34）。

活動名稱	推小球	活動地點	餐廳	活動時間	10～15分鐘
活動目的			活動對象		
1.訓練坐姿動態平衡、軀幹四肢控制穩定性。 2.鍛鍊手眼協調能力。 3.促進長輩間互動、活動參與度、合作性。 4.增進長輩的身體形象、認知功能及自尊、自信心。			只要長輩其中一手有抓握能力、視覺能力尚可、溝通能力尚可，都可以參與活動，約四到六人。		
活動目標					
達到體能訓練的目的					
活動參與團隊成員	帶領者（物理治療師）、協助者（照服員或志工數名）				
活動工具與器材	大桌一張、小球兩個、小積木數個				

活動流程	負責人員	注意事項
1.參加者坐於桌子周圍，先互相介紹，彼此認識對方。 2.第一位發球者將球傳給對方，並要叫出對方的名字。 3.接球者同樣傳球。 4.可增加難度，再加入一個球互傳。 5.中間可放小積木數個，比賽能推倒幾個積木。	物理治療師	1.輪椅必須可靠近桌緣，方便長輩軀幹往前，手也可以往前伸。 2.球或小積木的顏色必須鮮豔，方便長輩辨識。

活動評值考量
1.參與度：即使沒有動作，眼神是否能夠追隨小球。 2.坐姿平衡：是否能夠往前推球又能坐回原本坐姿。

範例二

活動名稱	套圈圈	活動地點	餐廳	活動時間	10～15分鐘
活動目的		**活動對象**			
1.訓練站姿動態平衡、軀幹控制穩定性、上下肢肌力。 2.鍛鍊手眼協調能力、手部精細動作能力。 3.促進長輩間互動、活動參與度、合作性。		只要長輩其中一手有抓握能力、視覺能力與坐站能力尚可、溝通能力尚可，都可以參與活動，約四到六人。			
活動目標					
達到體能訓練的目的					
活動參與團隊成員	帶領者（物理治療師）、協助者（照服員或志工數名）				
活動工具與器材	圈圈數個、目標物數個或是小獎品數個				

活動流程	負責人員	注意事項
1.參加者坐於目標物前面（距離依能力而定）。 2.參加者逐一將圈圈套進目標物內。 3.其他參加者輪流套圈圈。 4.可互相比賽看誰套進去的圈圈多，或是誰套到，獎品就送給該參加者來增加動機。	物理治療師	1.當長輩站立時，必須有人在長輩旁邊保護。 2.如慣用手中風偏癱無力，可能無法丟出圈圈，丟的距離需視能力斟酌。

活動評值考量
站姿平衡：是否能夠往前丟圈圈又能恢復原本站姿（獨立或需協助）。

「套圈圈」活動花絮

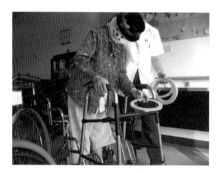

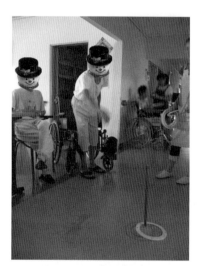

圖2-35　活動實況(1)　　　　　　　　　　圖2-36　活動實況(2)

範例三

活動名稱	踢保齡球	活動地點	餐廳	活動時間	10～15分鐘
活動目的			活動對象		
1.維持下肢關節活動度、訓練下肢肌力。 2.促進長輩間互動、活動參與度、合作性。			只要長輩其中一腳能夠有踢的動作、溝通能力尚可，都可以參與活動，約四到六人。		
活動目標					
預防下肢退化、關節屈曲變形					
活動參與團隊成員		帶領者（物理治療師）、協助者（照服員或志工數名）			

（續）

活動工具與器材	球一個、目標物數個（空保特瓶）或是小獎品數個、沙包數個

活動流程	負責人員	注意事項
1.參加者坐於目標物前面（距離依能力而定）。 2.參加者將球踢到目標物。 3.其他參加者輪流。 4.可互相比賽看誰踢倒的瓶子多，或是誰踢到，獎品就送給該參加者來增加動機。	物理治療師	1.球不能太輕或太小，否則不容易踢或容易踢歪，這樣會降低長輩的自信與參與度。 2.踢的距離需視能力斟酌。 3.輪椅的腳踏板必須移開，才不會踢到，導致刮傷（有糖尿病者一定要注意）。

活動評值考量

1.膝部關節活動度：是否能夠維持膝部關節活動角度，如0度～70度。以預防不惡化為主要目的。
2.下肢肌力：是否能夠在踝部加沙包，如0.5公斤、1公斤等。

特殊族群的考量

如果沒有帶領者，或是沒有人幫忙撿球，可以將四腳助行器放在長輩輪椅前面，腳踏板往上。助行器的中間用繩子掛上球，請長輩踢球。可以設定踢多少下，視長輩的能力和意願而定。另外，繩子可以利用不要的橡皮筋來製作，球會被踢得彈來彈去，增加難度與趣味度。

「踢保齡球」活動花絮

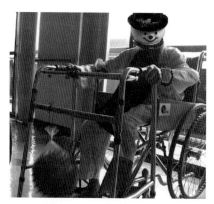

圖2-37　活動實況(1)

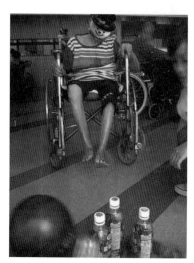

圖2-38　活動實況(2)

照顧服務員活動

　　在經營長期照護機構成本中，以人事成本負擔最重，因此許多機構無法聘用專業人員來帶領活動，時常就請照顧服務人員來帶領，的確這是個很不錯的方式，因此住民與照顧服務人員，彼此的關係原本就很緊密，因此在活動帶領上，就可以省掉營造彼此信任感的時間，所以表面上可以似乎將活動帶領得很熱鬧，但是，需要提醒的是，照顧服務人員常常將活動當做團康，不了解有意義活動對於住民的重要性，因此也導致對住民的成效更不佳，所以以下數個活動，提供給讀者參考。

範例一

　　藉由談話性質的團體活動，刺激長者回顧過去生活經驗、統整個人生命歷程。其活動範例請見如下。

活動名稱	活動地點	活動時間
舉頭三尺有神明，有拜有保佑喔！	室內或室外光線明亮、舒適寬敞之地皆可	30～60分鐘

活動目的	活動對象
1.訓練長者的思考、認知與表達能力，減緩老化。 2.增加人際互動能力、滿足成就感。	1.無視障、聽障困難者。 2.輕、中度失智或失能肢障者。

活動目標
1.透過活動的進行，使長者回憶過往生活經驗、回顧舊時生活，滿足長者懷舊情緒，喚起對信仰的熱誠。 2.藉由活動中對信仰的討論，引導住民回顧及分享生活經驗，提供住民主動思考、分享經驗的機會，增進住民間彼此的認識，促進社會互動及人際溝通能力。

活動參與團隊成員	照顧服務員、社工、護理人員
活動工具與器材	1.各類神明圖像或實物，如：媽祖、觀世音菩薩、佛陀、關公、土地公佛像或實物（未開光者）。 2.拜拜用物，如：香、金紙、水果、龍眼殼、麵線、米糕、鮮花等。

活動流程	負責人員	注意事項
1.現實導向（年、月、日曆板）、自我介紹（發名牌）。 2.可以神明圖像或實物詢問長者，是否認識祂？如何稱呼？屬於何宗教？恭奉於何處？必要時可提醒長者，如：行天宮拜的是什麼神？	照顧服務員、社工、護理人員皆可	1.可依不同神明或宗教（佛教、道教、基督教……）安排數次主題討論。 2.長者岔開話題時應適時引導回歸主題。

（續）

活動流程	負責人員	注意事項
3.可依神明特徵詢問長者，如： • 觀世音菩薩左手拿什麼？右手拿什麼？何種手勢？柳樹是做什麼用的？淨瓶是裝什麼東西？ • 媽祖又叫什麼？天上聖母左右護法是誰？是不是千里眼、順風耳？ • 土地公像則可請長者回答白鬍子是誰？初幾拜拜？要準備哪些東西？臺北縣最有名的土地公是哪裡？（中和烘爐地） 4.可詢問長者拜拜需要哪些供品？金紙有分哪些種類？長者回答後可拿出實物比對。 5.可進一步詢問長者供品有何象徵？如：米糕保平安、麵線添壽命、龍眼殼去霉運等。		3.適時回饋分享。 4.可準備長者適合之食物，如米糕、龍眼、飲料、餅乾……於活動結束後回饋給長者享用。 5.對住民之宗教信仰應保持中立及尊重態度，給予正向回應，並對其過去生活經驗及價值表示肯定；切勿質疑住民回憶事件的準確性。

活動評值考量

1.住民對活動感興趣，可分享與宗教信仰相關之生活經驗。
2.人際間及團體互動增加。

特殊族群的考量

1.針對反應較緩慢之住民，應給予充分時間回答並適時給予鼓勵。
2.活動中吵鬧或不配合之住民可給予柔性勸誡或轉移目標，盡量安排後面或靠近出口之位置以免影響其他住民。
3.輕、中度失智之住民若無法回答開放性問句時，可以改採選擇題方式幫助其回答問題。
4.無法以言語溝通但意識清楚之住民，可以是非題方式請住民以點頭及搖頭方式誘導參與活動進行。

祭祀活動花絮

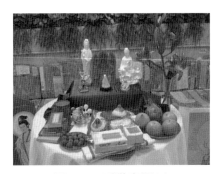

圖2-39　活動實況(1)

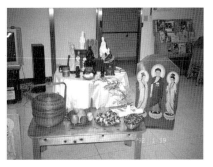

圖2-40　活動實況(2)

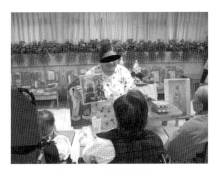

圖2-41　活動實況(3)

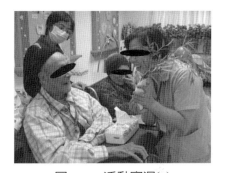

圖2-42　活動實況(4)

範例二

　　透過簡易的園藝治療方式，讓住民親近自然植物、享受陽光，並達到撫慰心靈、安定情緒之效。其活動範例請見如下。

活動名稱	活動地點	活動時間
鄉土情懷：蔬果樂	戶外庭院舒適涼爽之處	30分鐘

活動目的	活動對象
1.認識蔬菜、水果生長過程。 2.增加生活情趣、活動筋骨、享受田園生活。 3.提供感官刺激與訓練認知能力，包括視覺、聽覺、味覺、觸覺、嗅覺。 4.提供自然舒適、無威脅的環境，營造促進人際間互動的情境。 5.增加住民成就感、提升生活滿意度。	1.可下床乘坐輪椅，單手或雙手可動之住民。 2.能自行行走（使用助行器亦可）、不需他人攙扶之住民。 3.失能但意識清楚可言語溝通之住民、失智住民。

活動目標
1.增加住民成就感、滿足感、培養興趣、減輕壓力、心情愉悅。 2.人際互動增加。

活動參與團隊成員	照顧服務員、社工、護理人員
活動工具與器材	有機肥料、園藝鏟、小容器盒、桌子或輪椅用餐板、花灑、水桶、水瓢

活動流程	負責人員	注意事項
依蔬果生長過程可分爲播種、施肥、澆水、採收及分享成果等過程進行活動。 1.播種、施肥活動：	照顧服務員、社工、護理人員皆可	1.室外活動需注意天氣及溫度，陽光過於強烈或溫度太熱、太冷時皆不宜。

（續）

活動流程	負責人員	注意事項
• 參加活動住民圍坐於工作桌前或乘坐輪椅附加餐板。 • 每位住民面前放置一盆盆栽種子或幼苗、肥料、園藝鏟。 • 協助住民鬆土、播種、植入幼苗及施放肥料。 • 活動進行中可讓住民回憶及分享過去栽種經驗，觀察面前蔬果和前次施肥時之差異點，並與其他住民分享栽種心得及經驗。 • 觀察其他住民種植之蔬果，提出看法及意見交流。 2.澆水活動： • 水桶裝滿水，水瓢及花灑一併放在菜園適當方便取用之處。 • 活動進行中可詢問住民蔬果何時需澆水，水量多少？ • 依住民體能放適當水量在花灑內，協助住民澆水。 3.採收、分享成果： • 詢問住民認識的蔬果，並指認出來。 • 詢問住民蔬果可食用部位為何？什麼樣子或顏色最好吃？ • 蔬果是什麼形狀？什麼顏色？（剛生出來是什麼顏色？成熟是什麼顏色？） • 協助住民採收蔬果，清洗或烹飪後供住民食用分享栽種成果。 • 食用蔬果時，可引導住民進行感官刺激活動：如蔬果外觀（形狀、顏色）、味道。		2.進行活動時，需預防住民摔倒或滑倒，需有工作人員在旁協助。 3.活動必須在住民體力能負荷之安全範圍內。 4.活動結束前可讓住民分享種植心得、展現個人種植成果。 5.水果、蔬菜成熟可食用時，可清洗或烹飪後交由住民食用，以增加其成就感。 6.盆栽上可標示住民姓名，由住民認養及負責照顧，讓住民間良性互動及競爭。 7.栽種之植物以生長快速易於種植之蔬果為主，以增加住民成就感。 8.視情況可提供住民間彼此相互合作及分享的機會，增加互動情境，如：互相分享用具、採食或烹飪蔬果。

（續）

活動評值考量
1.閒暇之餘，住民可主動參與園藝活動，進行戶外活動時間增加。 2.人際間互動增加，可與人分享栽種過程。 3.可口頭表示成就感、滿足感或心情愉悅。
特殊族群的考量
1.失能但意識清楚可言語溝通之住民可提供部分協助或視情況僅讓其參與感官、認知部分或邀其分享其他住民栽種成果。 2.失智但活動功能無礙之住民，若於感官、認知活動帶領時有較多困難者，應視其個別狀況予以調整，避免造成住民壓力導致產生反效果。 3.重度失能或意識不清之住民，亦可讓其徜徉於戶外綠意盎然之處，享受溫暖陽光與青草香，並放鬆心情。

「鄉土情懷」活動花絮

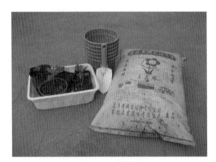

圖2-43　活動工具

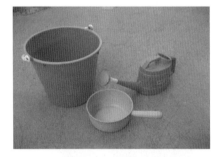

圖2-44　活動工具

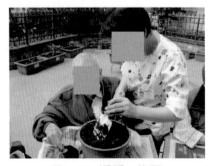

圖2-45　播種、施肥

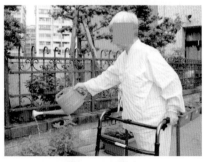

圖2-46　澆水

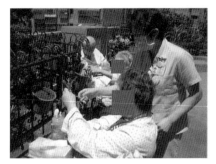

圖2-47　栽種

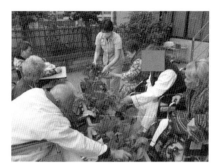

圖2-48　採收(1)

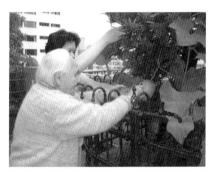

圖2-49　採收(2)

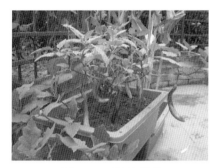

圖2-50　分享成果

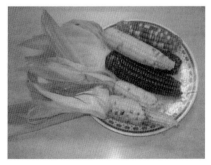

圖2-51　分享成果

第二節　特殊族群的考量

失智者

　　在實務操作面，時常會發現帶領者輕忽活動對失智者的影響，更不會留心於活動過程中應注意而未注意的地方，導致有意外傷害的產生，甚至於有些帶領者僅是爲了如評鑑、督考等狀況應付了事，因此活動的意義對長者而言，就全然盡失，實在令人覺得可惜。另外，失智症長者在活動帶領的過程中，常因長者的失智程度與問題行爲，及自我身體健康狀況不同，常在活動過程中，常有美麗的意外產生。以下簡單介紹失智症的活動設計通則和範例，提供讀者參考。

失智症的活動設計通則

　　一、安全的軟硬體設施與設備：任何的活動設計都需要以「安全」爲前提，但是對於失智症長者更爲重要，因爲失智症長輩會有錯認的情況，如：容易將物品誤當作食品，進而誤食導致身體的危險。

　　二、用多鼓勵而不是強迫參與：沒有人在別人強迫的狀況之下做事，會是快樂的，即使是失智症長者也需要我們的尊重。但是在長照機構中常因爲工作的便利性，常會要照顧服務員直接讓長輩下床坐輪椅，直接推到活動場所參與活動，這樣的結果，的確對工作人員而言，工作就會是順暢的，但是這樣的結果也將人看成機器一般。因此，運用「鼓勵」的手段，初期的活動是會花較多的時間，但是一段時間後，住民會開始有自我選擇權的能力出現，通常憂鬱情況會降低。

　　三、活動內容是不陌生的：失智症長輩因爲病情的影響，對於新事物的學習能力低，相對地參與新事物的學習，挫折感就會較高，參與度和專注力就會降低，因此辦理者在活動設計上，要去蒐集失智症長者的「能」

與「不能」，多運用失智症長者的「能」、「會」與「熟悉」的事物，來設計活動。

四、活動內容可以重複會更好：如前項所述，失智症長者的學習力差，再加上定向感發生問題，因此活動的重複，除可增加失智症長者的成就感，另外也會達到認知訓練的效果，所以在失智症長者的活動環境中，盡量減少大變化，讓失智症長者可以形成習慣。

五、活動方式不要複雜：失智症長者的邏輯推理能力也會發生問題，因此對於複雜性的活動步驟與指令，是無法理解的，複雜性的活動也會讓失智症長輩有挫敗感，更有時會造成失智症長者的躁動。

六、重複、不複雜，不等於不改變：變化是賦予舊活動新的生命，讓參與者可以感受到新奇、有趣，失智症長輩的確在某部分功能有障礙，但不等於完全沒反應。因此，在既有的活動步驟中，對某一小步驟進行部分的變化，對於失智症長者也是有幫助的，而且也會讓他們願意繼續參與活動的動機。

七、活動步驟不能太激烈及緊湊：失智症長者的情緒起伏較大，因此激烈或是步驟緊湊的活動，常會讓失智症長者在活動結束後，會有躁動不安的情況。

八、失智症團體活動時間盡可能選擇在早上：失智症長者在下午常會有黃昏症候群產生，在此時間讓失智症長者參與團體活動，只要一位失智長輩開始躁動，就常會連帶其他失智長者也開始躁動。

九、活動地點要盡量安靜、單純：失智症長者的專注力較差，只要在聲影較為複雜的環境，失智症長輩就很難可以專注於活動的進行。

活動範例

在臺灣對於失智症的活動設計已有諸多書籍或研習訓練，因此除可參

考下述筆者所舉例活動之外，也可多加觀摩；在本書之參考文獻，提及到一些參考書目，可供本書的讀者多加運用，加上親自實做，相信不久的將來，您也會是失智活動的帶領達人。其活動範例，請見如下。

活動名稱	活動地點	活動時間
記憶門牌	活動室	30～45分鐘（團體次數二到三次）

活動目的	活動對象	
透過家屬或照顧人員的協助，促進失智症長輩容易辨識找尋自己的家。	輕中度的失智症長者	

活動目標		
1.協助照顧者與失智老人有正向的互動。 2.穩定失智長者的情緒。 3.增進失智長者的生活品質。 4.減緩失智病症的進展。 5.減少失智長者的問題行為。		

活動參與團隊成員	失智症長者與其家屬（或機構照顧人員）、社工	
活動工具與器材	軟木墊、木板條（四條）、失智長者最寶貝的物品乙件、失智長者的照片乙張、粗柄圓頭麥克筆	

活動流程	負責人員	注意事項
1.活動前，帶領者盡可能與家屬取得聯繫，除邀請其在活動時共同參與，另外也從家屬處了解失智長者最珍惜的物品，如有可能，在活動時拿到活動現場。 2.帶領者致歡迎詞，如：向長輩說明今天是民國幾年幾月幾日，現在是幾點，我們現在正在哪裡，我是	社工	1.如果物品無法攜帶至現場，請拍攝實物，沖洗4×6的照片乙張，帶至活動現場。 2.現實導向有其重要性，並促使成員有現實感。 3.家屬如果無法參與

（續）

活動流程	負責人員	注意事項
誰，感謝住民願意來參加。 3.帶領者邀請參與團體的成員自我介紹，及所帶來失智長者最具有意義的物品。 4.請在軟木墊的左方，放置長輩的4×6的個人照片，照片下方請長輩用粗柄圓頭麥克筆寫上自己的姓名（小名／綽號）皆可。 5.另請在軟木墊的右方，放置長輩喜愛的物品（或照片）。 6.請在完成上述動作後，在軟木墊的四周，分別黏上木板條。 7.安排時間進行掛牌儀式。		時，機構照顧者也可以代替參與。 4.除非長輩已喪失書寫能力，否則盡可能讓長輩自行完成。 5.物品盡可能用實物（或代表實體物），如果實體運用上有困難，再用照片替代。

活動評值考量

1.事前邀請長輩。
2.帶領者與成員互動。
3.成員間互動。
4.過程氣氛。
5.器具適合度。
6.器材準備。
7.經費概算。

特殊族群的考量

1.失智長者的專注力不高，時間切勿超過三十到四十分鐘。即使此次活動不能完成，也寧可多幾次活動的時間來完成。
2.場地空間切勿選擇有干擾物太多的空間，如門口邊、電視機或電話旁。
3.在活動進行的過程中，帶領者或是協同者盡可能不要離開現場，以避免影響失智長者的情緒。

精障者

　　有些精障者受症狀干擾時，會有一些自我傷害或是注意力不集中導致的意外，所以個案可能也會有合併一些肢體缺損的問題，所安排的活動就要注意個案的生理狀況是否可完成。因有些精障者服用一些藥物加上負性症狀不想動的影響，個案常有肥胖的問題，出現高血壓、糖尿病等疾病的比率也比一般人高，所以如果面對有高血壓的成員，活動太激烈或是需要使用爆發力的運動，都可能會造成個案血壓升高而有生命上的危險。

　　精障者如有情緒問題時，安排活動時就要小心思考活動中所需要的工具為何，是否安全，情緒低落的成員可能會有自傷的行為，而情緒高昂的成員可能會因為注意力不集中、忽略細節而導致傷害。所以，對於精障者的活動安排，應要考慮成員的情緒狀況如何。在團體中，就必須評估工作人員及病友的比率是否在安全範圍內，且所有的工作人員在團體前應該開會了解有哪些病友有自傷、傷人的危險，及參與病患的生理疾病，和發生意外事件時的處理方式及各工作人員的分工。

　　由於精障者常有注意力、持續力的問題，所以，活動的安排必須注意時間長短，超過一小時以上的靜態活動，常常會遇到參與者不斷打瞌睡的情形，如此一來，活動就失去它的意義了。

　　精障者的復健活動很多，其目的不外乎在於使精障者日常生活的獨立性獲得提升。臨床上活動選擇類型主要會以自我照顧、家事處理、生產性活動、休閒娛樂、體適能、人際互動技巧、角色扮演、心理情緒調適、社會生活適應等為設計主軸。此外，活動設計時也需要考量活動的難易程度是否符合精障者的需求，並於活動帶領過程觀察精障者的各種情緒與行為反應，以作為之後活動修改的依據，將活動逐漸調整既有挑戰性但又可符合精障者的能力，並讓其於活動之中獲得自身的存在意義（meaningful）與安適感（well-being）。

範例一

　　烹飪團體為家事處理活動類型之一，主要目的在使精障者獲得自我準備餐飲的能力，並在活動過程中學習如何與他人共同合作。

活動名稱	烹飪團體	活動地點	廚房、市場	活動時間	每次150分鐘
活動目的			活動對象		
1.增進日常生活的自理能力。 2.增進活動的動機。 3.提供人際互動的機會。 4.加強分工合作的觀念。 5.增進成就感。			1.無明顯肢體障礙之精神疾病患者。 2.無自傷、傷人之危險者。 3.能維持身體清潔者。		
活動目標					
1.病患可學習到煮飯、煮麵、簡易燴飯。 2.可知道一般青菜挑選及處理技巧。 3.了解廚房物品使用技巧。					
活動參與團隊成員	職能治療師、護士				
活動工具與器材	瓦斯爐、湯鍋、電鍋、炒菜鍋、大湯匙、鍋鏟、菜刀、砧板、碗筷				
活動流程		負責人員		注意事項	
1.討論菜單及所需食材。 2.確認每種食材的數量及規劃採購路線。 3.市場採購。 4.處理食材。 5.烹煮。 6.成品分享。		職能治療師		1.注意瓦斯的使用安全：每一次活動後確認瓦斯是否確實關閉。 2.燙傷的處理：活動前衛教病友，本次活動過程中有哪些部分可	

(續)

活動流程	負責人員	注意事項
7.回顧食材處理、烹煮流程之方式並討論。 8.感想分享。 9.收拾場地。		能有燙傷的危險，活動中必須隨時有工作人員在場。若發生燙傷，在場工作人員先立即處理（沖水），並通報當班護士、醫師。 3.切傷的處理：需使用菜刀時，由治療師先行評估團體中合適者操作，操作時燈光必須充足，若操作病友情緒不穩或是與他人爭執時，由工作人員先帶離廚房後再做處理。 4.食材之新鮮度：盡量避免直接食用生食如生魚片、生菜沙拉等，若購買的食材有異味，則捨棄重新購買。
活動評值考量		

1.評估操作技巧可由治療師依據團體內容設計問答題，也可於團體最後幾次讓病患單獨操作特定部分，即可了解學習狀況。

2.人際互動技巧部分可以藉由記錄團體中爭執時，病患的反應或是與他人互動的次數評量。

3.可以舉辦活動發表會，供病患發表自己的作品以增進成就感。

（續）

特殊族群的考量
1.本活動不適於失智者，失智者可另行安排搓湯圓等類似的活動。 2.活動器具不建議修改，有助於病患將學到的東西類化於日常生活上，因過多的修改會造成病患家中可能無此類工具可以用，而無法學以致用。 3.活動場地需注意最好有防滑裝置，洗手檯也可以多幾個，走道要寬，而圓桌有助於成品分享時，可有面對面的溝通。

範例二

　　趣味競賽的類型很多，坊間各種書籍均有介紹，但並非每一項都適合精障者，例如有些精障者不喜歡與他人有肢體接觸或是情色妄想，活動設計時需特別注意。

活動名稱	趣味競賽	活動地點	空地、運動場	活動時間	每次60分鐘
活動目的		活動對象			
1.藉由團隊合作模式，促進精神病患人際互動的頻率與技巧。 2.利用活動所需肢體動作，增進精神病患大動作的協調性。 3.藉由思考如何去執行趣味競賽，增進精神病患的思考與解決問題的能力。		能遵從團體帶領者口語指令，且肢體活動無明顯受限或無使用移動輔具之精神病患。			
活動目標					
1.病患活動中至少和三人以上互動。 2.病患可維持站或是走至少六十分鐘。 3.活動動機提高，可主動參與類似活動。					

（續）

活動參與團隊成員	職能治療師、護士、其他工作人員		
活動工具與器材	布條數條（數目為人數一半）、椅子數張（隊數×2）、氣球數個（數目為人數一半）、大球數個（隊數）接力棒		
活動流程		負責人員	注意事項
1.暖身活動。 2.分組（每隊八至十人、至少兩隊）。 3.說明活動規則、設立裁判。 4.分組競賽：兩人三腳。 5.分組競賽：同心協力。 6.分組競賽：滾球競速。 7.結算成績。 8.感言分享、頒發小禮物。		職能治療師	1.分組：男女生比例盡量相同，避免造成比賽不公平。 2.兩人三腳：一定要先每一組發一個布條，全部綁好後活動開始，可以降低跌倒的情形。
活動評值考量			
觀察病友之間互動方式及頻率			
特殊族群的考量			
本活動不適於躁症急性期病患，容易造成合作夥伴受傷。			

分組競賽活動說明

每隊兩張椅子，將椅子放置於每隊的起點，再將另一張椅子放置於折返點。

兩人三腳：每組二人，將二人的其中一腳綁入布條，其中一人拿接力棒，以接力賽的方式來回折返點，以最快完成的隊伍獲勝（圖2-52）。

同心協力：每組二人以背對背的方式將氣球（放置背部）運至前方二十公尺的定點，二人協力將氣球擠破後，返回原點將棒子交給下一組，以最先完成五組動作者為優勝。

滾球競賽：(1)參賽者將球推動前進到十公尺處折返點返回，交予下一人。(2)行進間球不得離人超過一公尺，犯規則由犯規發生點重新出發。(3)採計時賽，速度快者為優勝。

（＊註：若無大球則可用舊輪胎代替。）

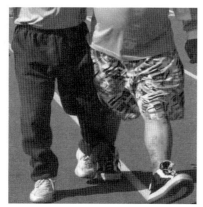

圖2-52　兩人三腳活動

＊布條需綁緊

長期臥床

長期臥床個案因慢性疾病及肢體功能的退化，影響個案自行活動及參與自我照顧的能力，尤其因肢體活動障礙導致身體的不能活動，將會造成廢用性的退縮（Bloomfield, 1997）。長期臥床及重殘個案在活動設計的重點，需考慮：(1)肢體的活動；(2)身體、知覺及感受性活動，若針對長期臥床所導致之身心功能的負面影響，能做適當活動設計安排，將對長期臥床個案肢體功能的維持、生理問題的預防、人際互動的增加、心靈感受之安撫，有顯著的影響（表2-2）。

表2-2　長期臥床活動設計重點及實務活動表

身體及生理	長期臥床造成的問題	活動設計重點	活動名稱	實務活動內容
心血管	1.姿位性低血壓 2.心跳加速增加心臟負擔 3.血栓形成 4.水腫 5.活動耐受力降低	1.增加關節及肢體之活動 2.增強感觀刺激之活動 3.增加耐受力之活動	1.翻滾吧！爺奶 2.下下叫 3.床上彈跳 4.你推我擋	1.定期翻身擺位活動 2.利用輔具（輪椅、太師椅）協助下床 3.使用彈力帶做上肢及下肢之活動 4.安排抗阻力復健活動
呼吸	1.呼吸動作的減少 2.呼吸道分泌物滯留 3.氧氣及二氧化碳的交換受阻	1.增強肺活量活動 2.增加痰液排出	1.翻滾吧！爺奶 2.空中吹吹樂 3.水上吹吹樂	1.定期翻身擺位活動 2.吹氣球活動（將吹好的氣球丟到空中、由臥床個案吹氣讓氣球移位） 3.吹乒乓球活動（將乒乓球放在裝滿水的杯子裡，由個案將乒乓球吹到另一個杯子內）
腸胃	1.排便習慣改變 2.便秘	增加腸道刺激	1.翻滾吧！爺奶 2.健康百分百	1.定期翻身擺位活動 2.讓個案握住握力球或橡膠小

（續）

身體及生理	長期臥床造成的問題	活動設計重點	活動名稱	實務活動內容
				球放在腹部，以順時鐘方向畫圈圈 3.讓個案將裝水的保特瓶（500 cc）放在腹部，自行上下滾動
肌肉骨骼	1.肌肉萎縮、肌力下降 2.骨質疏鬆、病理性骨折 3.關節攣縮、僵硬、變形	1.增加關節之活動 • 髖部上提運動 • 手臂上舉運動 • 肩關節運動 • 抬腿運動	1.翻滾吧！爺奶 • 單打獨鬥 • 左右夾攻 • 上下其手 • 床上丟包 • 飛毛腿 • 左右夾攻	1.定期翻身擺位活動 2.上肢活動 • 從床頭天花板懸吊一個皮球，由臥床個案自行拍打 • 床頭放置彈力帶，由個案自行拉彈力帶 • 讓個案手握保特瓶，自行抬高及放下 • 放置空箱於床尾，個案採半坐臥式，由個案丟球至空箱中 3.下肢活動 • 從床尾天花板懸吊一個

（續）

身體及生理	長期臥床造成的問題	活動設計重點	活動名稱	實務活動內容
肌肉骨骼				皮球，由臥床個案自行踢球 • 雙腳套上彈力帶，由個案自行伸展下肢活動
皮膚	壓瘡	1.增加身體活動 2.加強皮膚按摩	1.翻滾吧！爺奶 2.陽光浴 3.摩摩樂 4.減壓時間 5.樂活按摩	1.定期翻身擺位活動 2.協助下床（臥床、輪椅、太師椅）讓個案接觸戶外、享受陽光。 3.用沐浴巾摩擦肢體 4.使用小皮球在個案身體上滾動按摩 5.使用乳液在個案肢體上按摩
知覺感受	1.知覺剝削 2.抑鬱 3.社交隔離	1.增加感官功能刺激 2.資訊的提供 3.增加互動活動	1.音樂饗宴 2.花花世界 3.讀報時間	1.播放個案喜好的音樂或歌曲 2.社團或志工在床邊歌唱或演奏 3.將海報、圖片、個案家人相片等，張貼於左

（續）

身體及生理	長期臥床造成的問題	活動設計重點	活動名稱	實務活動內容
知覺感受				右牆壁或住民臥床上之天花板 4.提供報章雜誌讓個案閱讀 5.由工作人員或志工家屬讀報，讓個案知道新知及新消息 ＊註：只要個案身體許可，尊重個案意願，盡量讓利用下床輔具讓個案參與團體活動

長期臥床及重殘個案活動安排原則（表2-3）

1. 活動安排以肢體活動為主，故上午及下午必須固定安排復健活動（PT、OT）。

2. 除固定之復健活動外，定期翻身擺位活動亦需列入。

3. 活動安排應穿插個別性及團體性。

4. 除復健活動及翻身擺位活動外，並非每天都一定要安排活動。

5. 需尊重個案參與個別或是團體活動之意願。

6. 若有家屬來訪，建議可由家屬協助讀報、按摩等活動，可增加家庭互動之親密關係。

表2-3　長期臥床及重殘個案活動安排表

時間＼星期	星期一	星期二	星期三	星期四	星期五	星期六	星期日
上午	復健活動 ROM	復健活動 ROM	復健活動 ROM	復健活動 ROM	復健活動 ROM	復健活動 ROM	甜蜜家庭日
上午	音樂饗宴	心靈饗宴（宗教社團）	床上丟包	知性之旅—讀報	左右夾攻	守著陽光守著你—陽光浴	
下午	復健活動 ROM	復健活動 ROM	復健活動 ROM	復健活動 ROM	復健活動 ROM	復健活動 ROM	
下午	午茶有約—下午茶	知性之旅—讀報	坐式養生—養生操	綠色奇蹟—園藝活動	飛毛腿	樂活按摩	

第三節　治療與創意活動

繪本花園

　　絕大多數的繪本是為兒童所寫，為了貼近兒童，圖像的表現必須能夠吸引兒童，圖像之間必須連貫流暢，和圖像緊緊扣連的文字則必須由識字的成人朗讀出來，形成聲色搭調、吸引人的故事，以便識字能力有限的兒童（年紀在學齡前後）能夠欣賞（林真美，2000）。因此透過繪本，大人可以在兒童的心田播撒有關老人的身體、行為、心理等層面的變化相關的種子，以及開啓他們對自己和老人（爺爺和奶奶）之間感人的互動關係的感悟（呂寶靜，2002）。

　　雖然繪本是為兒童所寫，許多繪本還是老少咸宜，因為繪本的世界充滿了有趣的故事，說故事和聽故事不是兒童的專利，也是成人可以享受的

樂趣，更是成人重拾兒時情趣、重返童心的機會，有些故事充滿張力，具有深刻的寓意，能夠撼動人心、激發感悟。

兒童以外對象的繪本運用，主要是在國中、高中和成人的生命教育，在長期照護的情境裡，繪本的運用雖然是一項新的嘗試，目前將繪本當成活動項目的機構似乎並不多，但是如果繪本在兒童或成人的生命教育情境中扮演著重要的角色，長期照護機構當然可以試著引進。本段的主旨在於介紹繪本運用的幾個原則，同時介紹一些可以運用的繪本。

繪本運用的對象

兒童：在家庭、學校或長期照顧機構的情境裡，大人可以藉助於與長者身體、心理、情緒、面對死亡、入住機構和隔代互動等主題相關的繪本，在孩子心中播種。在長期照顧機構裡，如果安排兒童和長者互動，可以由學校老師或長者讀繪本給兒童欣賞，有助於兩代間的互動，也為繪本世界和現實世界提供一個互通的橋梁。

長者：透過面對老化、入住機構、哀悼和面對死亡等主題的繪本，可以帶領長者欣賞，除了將有趣故事的寓意撒在長者的心田上，更可以藉著繪本將長期照顧機構長者和工作人員避免談論的死亡議題，以故事的方式呈現，或許有助於突破禁忌。如果這方面的繪本不容易找到，仍然可以試著透過為兒童所寫的繪本，嘗試帶領長者進入兒童的世界，領悟其中寓意，重拾童心。許多繪本來自國外，如果能夠有更多本土繪本的出版將更能夠貼近長者的經驗，內容方面以長者過去成長和生活相關的題材為主軸，這樣一定能夠讓長者在享受故事的同時，又有懷舊的機會。

繪本運用的原則

繪本的選擇：先前提到，繪本的選擇不必因為多數是為了兒童所寫，就認為不適用於老人，從這個觀點看來，選擇的彈性頗大。選擇的方式主要

還是從聽者的反應切入，可以先從對長者一對一的閱讀開始，且有些繪本已經以DVD的形式出版，例如：信誼基金會出版的「視聽之旅」，如果要公開播放，必須注意公播的授權情形。不論使用什麼方式，目的都是試著找出長者對於繪本的反應和喜好，決定繪本的選擇，畢竟長者和兒童一樣是繪本的主要對象或聆聽與欣賞者（林眞美等，2000）。因此，繪本的選擇必須以機構住民的反應爲依歸，活動帶領者無法獨斷，必須傾聽長者的聲音和反應。如果無法確定住民的心聲，不知從哪些繪本開始，可以先探探其他機構的口碑，看看哪些繪本能夠被長者接受或者頗受歡迎。

繪本演奏家：大人既然是兒童接受繪本的傳媒，繪本故事的彈奏關係著兒童對故事的接受度，找到與兒童喜好契合的說故事風格就很重要（林眞美等，2000）。活動帶領者必須透過自己對於長者的深入了解、和長者不斷的互動、投入眞誠的感情、找到和自己特質吻合的自然「演奏」方式，才能夠吸引機構長者。或者是朗讀方式，或先將繪本掃描，再透過PPT檔呈現，或者以戲劇表演方式呈現，或者讓長者自己嘗試閱讀。

讀完繪本之後：兒童對於繪本的欣賞主要在於心靈和感受，鎔鑄了理性（理解和詮釋），也超越了後者，而與繪本直接交流與融會，因此讀完了之後不該提問和複習，這樣做可能阻斷了撒在心田的種子的自然發展（林眞美等，2000）。從這個觀點切入，教案式的讀後討論似乎不適合兒童，但不知道這樣的原則是不是也適用在長期照顧機構住民？活動帶領者「演奏」完之後，一切盡在不言中。果眞如此，長者是否也會像兒童一般有要求「再唸一次」的反應。或許，長者因爲理解力不是問題，不像兒童，對長者讀繪本之後或許可以進一步分享和討論，繪本提供輕鬆可以討論、減少長者防衛的題材，或許可以碰撞出創意的分享。

何時開始讀：讓兒童處在繪本閱讀的情境中，即使年齡幼小，耳濡目染之下，自然地會開啓他們對於繪本的喜好（林眞美等，2000）。對於沒有經驗過繪本的機構住民來說，總是要有一個開始，活動的領導者可以進行

第一次嘗試，或許先從個別的住民開始，反應不錯，再試行在多人房，然後再擴展到全院。如果繪本的文字太小，必須提供大型的閱讀用薄片放大鏡，或者如前所述，將繪本掃描到PPT檔，播放給住民看。

繪本介紹

以下彙整作者接觸過（表2-4），以及其他作者（林眞美，2000；呂寶靜主編，2002；紀潔芳，2006）推薦的繪本（表2-5），表2-4呈現比較詳細的介紹，表2-5則以條列的方式，請讀者自行閱讀和嘗試推介。

表2-4　繪本的介紹

書　名	內容簡述	應用提示	備　註
《精彩過一生》	以幽默逗趣的繪畫和對話描述老化和死亡，是不足以懼怕、可以幽默以對和生命中自然的歷程之一。	生命教育的題材之一，對象可以是兒童，也可以是長者。	巴貝柯爾著，黃迺毓譯，1999，三之三文化。
《再見，愛瑪奶奶》	以貓的自述描寫主人愛瑪奶奶在臨終前一年從容安詳有尊嚴地選擇有意義的方式度過，和親人道別，尊重生命的歷程。	可擺在機構書架供閱讀，公開場合閱讀必須是長者和工作人員能夠開放談論這類議題。	大塚敦子著，林眞美譯，2004，和英出版。
《永遠愛你》	描述孩子不論有多調皮和只顧自己，媽媽不厭煩地表達愛意與睡覺前的擁	可以試著由長者讀給來訪的兒童聽，凸顯親情無條件給予的深厚。	梅田俊作著，林芳萍譯，2000，和英出版。

（續）

書　名	內容簡述	應用提示	備　註
	抱，老了之後，孩子長大了，有一天有所悟，也以同樣的方式回報母親。		
《想念奶奶》	孫子從奶奶的告別式回來後想念奶奶，回顧奶奶陪伴自己生活的珍貴片刻，傷心之餘興起對於死亡的問題，卻從和奶奶相處的溫馨回顧和家人的陪伴中得到緩解。	可以教導兒童面對死亡和成人如何面對親人的往生。	貝提娜著，方素珍譯，1997，智茂圖書。
《陽光之家》	孫子和父母去養護機構探視不得不入住的祖母，大人都試著控制思念和不捨的心緒，孫子敏銳的覺察和穿梭其間，讓大人終於有機會抒發親情和愛。	可以用於教導家屬和入住機構的長者如何溝通和互相抒發隱藏的情緒。	伊芙·邦婷著，劉清彥譯，2005，和英出版。
《五歲老奶奶去釣魚》	藉著喜歡釣魚嬉戲的貓和老奶奶的互動，引出原先自認為太老不適於活動（釣魚）的奶奶的童心和對於活動的興趣。	可以試著在不同的場合讀給長者聽，激發積極面對老年的心意。	佐野洋子著，湯心怡譯，2004，大穎文化。

（續）

書　名	內容簡述	應用提示	備　註
《爺爺一定有辦法》	爺爺和孫子深厚的關係，從孫子的毯子破舊之後，不斷地變出外套，破舊後又變出背心，再變出領帶、手帕和鈕釦，智慧和巧思可以代間傳遞的妙趣。	可以試著在各種場合朗讀，撒播祖孫正向互動的感人印象。	菲比·吉爾曼著，宋珮譯，2003，上誼。
《威威找記憶》	住在養護中心旁邊的小孩威威活潑地和每個老人互動，感受到每位長者多采多姿的特質（以生動的筆觸和色彩呈現），因為南西奶奶失憶，引發威威找尋往事記憶的動機，最後也引發奶奶找尋自己失落記憶的感人故事。	適於對兒童閱讀，以減少兒童對於養護中心、老人和失智長者的刻板印象，並強化代間互動。	梅·法克斯著，柯倩華譯，2005，三之三文化。
《我的奶奶不一樣》	小男孩一面細數別人奶奶的能力，一面說自己奶奶都不會，也不一樣，一面有行動。原來要去看失智的奶奶，雖已不認得自己，但還是自己印象深刻的奶奶。	適於在機構中朗讀給長者聽。	蘇·羅森著，胡洲賢，2006，大穎文化。

表2-5 其他繪本參考資料

書　名	作者／年代	出版社
《一片葉子落下來》	1999，李奧·巴斯卡力，張秀琪、白森譯	經典傳訊
《奶奶的時鐘》	2004，潔若婷·麥考琳，劉清彥譯	大穎文化
《先左腳再右腳》	1991，湯米德包羅，漢聲編輯部譯	漢聲
《獾的禮物》	2001，蘇珊·巴，林眞美譯	遠流
《樓上外婆和樓下外婆》	1999，湯米·狄波拉，孫晴峰譯	臺灣麥克
《爺爺沒有穿西裝》	1999，艾密麗·弗利德，張莉莉譯	格林
《外公》	1994，約翰·伯寧罕，林良譯	臺灣英文雜誌社
《爺爺石》	1994，喬爾·史傳吉斯，張劍鳴譯	台英出版
《聽那鯨魚在唱歌》	1999，戴安·雪登，張澄月譯	格林
《門鈴又響了》	1997，佩特·哈金絲，林眞美譯	遠流
《愛取名字的老婆婆》	1999，新西亞·勞倫，黃迺毓譯	上誼
《想念外公》	2001，夏洛特·佐羅托，陳質采譯	遠流
《叔公忘記了》	2001，班·薛克特，呂俐安譯	遠流
《米爺爺學認字》	1999，喬·艾倫·波嘉，宋佩譯	三之三文化
《黃金夢想號》	1998，博那德，任芸婷譯	格林
《花婆婆》	1998，芭芭拉·庫尼，方素珍譯	三之三文化
《老人與狗》	2001多明尼各·馬象，洪翠娥譯	和英出版
《艾瑪畫畫》	溫蒂凱瑟曼著，柯倩華譯	三之三文化

（續）

書　名	作者／年代	出版社
《小恩的秘密花園》	1998，沙拉‧史督華，郭恩惠譯	格林
《愛織毛線的尼克先生》	1999，瑪格麗特‧懷特，柯倩華譯	上誼
《賞鳥人》	2002，賽門‧詹姆斯，柯倩華譯	和英出版
《編織記憶》	2001，珍妮特‧歐克，劉清彥譯	香港道生
《我最喜歡爺爺》	1991，Jon Blake，漢聲編輯部譯	漢聲
《安娜想養一隻狗》	2001，羅倫斯‧安荷特，張麗雪譯	上誼
《我和我家附近的野狗們》	1997，賴馬文圖	上誼

註(1)林眞美（2000），《在繪本花園裡》。臺北：遠流出版公司。
　(2)呂寶靜編輯（2002），「繪本篇」，出自迎接老年潮（兒童篇）：童書體驗教學，第一章。行政院社會福利推動委員會長期照護專案小組發行。
　(3)紀潔芳（2006），「兒童繪本在生死教育教學中之運用」，出自生命教育，第九章，何福田主編。心理出版社。

寵物治療活動

　　動物輔助治療（animal assisted therapy）是一種藉由動物達成特定目標的介入性活動，目的在增進病患／身障者的生理、心理及社會功能。其理論的基礎在於人類與動物之間的相互依賴、需要。因此，動物的種類眾多，常見的有狗、馬、猴、刺蝟、蚯蚓、鼠、貓、魚等。寵物活動設計的通則說明如下：

　　一、「動物輔助活動」不等同於「動物輔助治療」。「動物輔助活動」是以娛樂為導向，主要是運用在一般活動安排中，加入與活體動物的正向互動階段，目的是期望透過人與活體動物的互動過程，可以讓參與的人感受到休閒娛樂的效果。但是「動物輔助治療」是以治療為導向，所以過程是專業結構化，而且有治療目標取向，並可以用來評估治療成效。

　　二、不是每隻寵物都可以進行寵物活動，盡量選擇已社會化較高的寵物，當然如果可以的話，最好是選擇有接受並通過完整訓練的寵物。「水可載舟，亦可覆舟」，運用寵物來進行活動，必須考慮到寵物的社會化是否足夠，會不會與其他的寵物一起互動時，就容易躁動不受指揮，或有攻擊其他動物的可能性。在臺灣，目前有「臺灣動物輔助活動及治療協會」開設相關的訓練課程，如果可以的話，可以邀請有通過課程訓練的寵物來協助活動進行。

　　三、活動設計要選擇以欲參與的寵物來進行活動，不要用活動來挑選適合的寵物。在活動設計的過程中，常會落入傳統的迷思之中，先設計出活動，再來挑選寵物，可是在實際經驗中，在尋找機構或個人周邊的資源，剛好有這樣的寵物是一件很困難的事；但是如果相反，以寵物的特質來規劃適合的活動，這樣就較為容易，就像「量身訂作」的衣服。

　　四、活動設計中選擇合作之寵物飼主，跟挑選合作寵物一樣重要。寵物與飼主之間的關係連結是很強的，但是有時在設計活動時卻容易忽略，導致很高興借到寵物，但是寵物卻在活動中不受控制，導致活動效果無法如預期展現，因此，在活動的前置作業時，即要與飼主進行活動內容的充分溝通，除讓活動設計者更加了解寵物的個性與喜好外，也可以請飼主提供對於活動設計的規劃建議。另外，寵物的飼主如果較為活潑，也善於引導寵物與參加成員互動之時，或許可以直接邀請飼主擔任活動中的帶領者，而活動設計者可以成為協同帶領者，相信此時即可能將寵物活動的效果，發揮至極點。

　　五、「寵物」也需要得到尊嚴的對待。在活動的設計中，有時為了著重於娛樂的效果，常常會運用一些道具來讓寵物表演，或是讓參與成員運用道具來與寵物互動，但是有時參與成員，或是活動帶領者忽略到寵物的尊嚴，如：單一動作重複次數過多、參與成員力道過大、使用道具意外或故意碰撞寵物等事，讓寵物的個別防衛機轉產生，造成寵物有攻擊的行為

產生，通常會造成活動現場一片混亂，或是有憾事發生。

六、住民可以怕寵物，但是不要讓住民怕活動。不是每個住民都可以接受動物，也沒有同種類別的動物可以適合運用在所有的住民身上，這就是個別性、差異性，也是活動設計者要有的基本觀念。但是要在同一時段中運用多種類別的動物，這也不是件簡單的事，因此盡可能以單一種類別的動物來進行寵物活動，以減輕活動準備的困擾，把多空出來的時間，運用在思考如何讓怕寵物的住民也可以參與活動上。例如住民怕狗，可以讓這位住民坐在團體的邊緣，使這位住民可以觀看得到活動進行的情況，在第二、三次活動時，可以讓狗醫師離這位住民稍有距離，並讓這位住民自己感覺這個距離是否可以接受，如果可以，可以慢慢邀請這位住民將狗食丟到狗醫師站立位子的左方或是右方，盡可能避免鼓勵住民將狗食丟到住民與狗醫師站立位子的中間，因為狗醫師跑到中間來吃狗食的時候，狗醫師是跑直線的方向，因此會讓住民誤認為狗醫師要朝他狂奔過來，導致更加害怕。

七、流浪動物也可以當醫師，進行寵物活動。寵物的選擇，其實飼主的態度與想法是重要的影響因素。要培養動物進行寵物活動，除了寵物本身的特質很重要之外，另外寵物的生理狀況也必須做考量，包括定期的檢疫、清洗，更重要的是要花時間跟寵物建立信任的關係，再加上參與相關的訓練活動，這些都是需要花時間與金錢的，因此有以上的準備，流浪動物也可以當醫師，而的確現在已經有許多流浪動物取得認證，在老人養護機構進行寵物治療。

資料來源：臺灣動物輔助活動及治療協會（Formosa Animal-Assisted Activity & Therapy Association，簡稱FAAATA；俗稱臺灣狗醫師協會）。

精油治療活動

精油運用在現今的社會中，運用範圍非常廣泛，不論是在清潔沐浴用品、保養品或是化妝品，甚至於生活起居用品（如牙膏）及藥品，商品

都會標榜運用到精油，並且會宣稱具有紓壓、抗老化……等療效，但是需要注意的是，的確有多篇研究或是臨床經驗發現對人體是有益，但是在國內芳香療法仍是屬於輔助療法的一種，要被醫學所認同仍需有段努力的路途。以下提出數個觀點與實務經驗，提供各位參考。

一、如何挑選精油？在國內，精油種類眾多，價格更是高低落差極大，造成挑選購買時，不知如何下手，常成為廠商銷售的對象。其實，精油也是由植物中萃取出來的，因此就像人蔘般，品質的掌控、口感及產地，就會影響其價格，其中產地更是容易區辨的方法之一，所以產地較盛產哪類植物，其精油的品質可能會比較佳，例如：薰衣草精油，可以選擇法國出產的。

二、精油具有揮發性。有的人買了高價精油後，僅在特別節日或是訪客來機構參觀時使用，但是通常精油開瓶後，因為精油具有揮發性，尤其曝露在空氣之中，揮發的速度更快，另外，如果您挑選揮發性更高的精油，如尤加利、茶樹等提神的精油，揮發的速度更快。所以，請不要太節省，有機會就多運用在住民身上。

三、精油的保存地點盡量在陰暗處。精油對於光及熱會較易產生作用，因此市售的精油玻璃瓶大多都是暗色系，但是仍建議不可以將精油放置於高溫的廚房或是靠窗戶的地方。連放在電腦桌前，精油都會比放在陰暗處的精油的容量與品質不佳。另外，精油像牛奶一般，是具有保存期限的，一般來說大約是兩年左右。過期的精油，品質會較不佳及不穩定，且較易對皮膚具有刺激性。

四、不是每個人都適合所有精油的味道，要了解參與的住民可接受的味道。有許多人參加完研習會或是參觀完某家長照機構後，就非常興致高昂，手持著精油配方去專賣店購買價格昂貴的精油，好不容易將精油及所有器材購買齊全後，實際在自己的機構中進行精油活動，卻得不到研習

會中老師分享的經驗效果，原因常常是由於活動設計人員不了解住民的喜好。有些人對於如薰衣草、玫瑰……等常見的花朵味道會反感，因此，會建議活動設計者，在購買精油時，可以多買幾種同類型的精油，在活動帶領之初，即安排住民可以自己挑選自己喜歡的味道，再來進行活動。

五、精油買了以後，要懂得怎麼用。先前曾聽聞到有長照機構的專業人員，運用精油來帶領活動時，直接將精油塗抹到住民的皮膚上，這個行為是很危險的。因為精油是由植物中萃取提煉出來的，所以大多數在專賣店買到的小瓶裝精油都是濃縮精華液，對於皮膚是很刺激的，因此，在使用前一定要稀釋。

六、建議要用在長者身上前，自己要先用用看。精油活動很常被運用在按摩上，但是卻忽略到按摩手法的重要性，常常拿精油就往住民身上亂塗、亂按、亂捏，這樣的活動常會讓住民感到不舒服，因此也常被譏稱為「洗頭忘記沖水」。「指壓按摩」是藉由手指的指腹，來按壓身體的經絡或穴道，透過刺激神經、血管和肌肉機能，達到調節生理狀況。如果再配合適當的精油佐助，更可達到增進住民感到舒適，並協助促進增強住民的抵抗力。所以，活動要運用在住民身上，先前盡可以自己多多練習，感受是否適合。

七、室內空氣要保持流通。前述有提及，大多數的精油是濃縮精華，因此，精油的植物芳香味道也特別濃厚，如果在室內的話，即使開冷氣也要盡可能保持空氣流通，避免濃厚的芳香味道會讓住民甚至於工作人員產生頭暈、噁心、嘔吐等現象。

八、要小心住民接觸後過敏。有些住民的皮膚是較敏感的，對某些精油或品質會有過敏的反應，有些廠商會標榜這是精油不佳所導致的，這或許也有可能性，但是絕對不能忽略是否是住民的身體無法接受的可能性存在。因此，建議對新住民或是舊住民使用新一批精油商品時，建議先從小部分的肌膚開始進行，等沒有過敏反應時，再開始針對大面積的肌膚，運

用精油進行活動。

　　九、眼睛、傷口都要盡量避免接觸。精油仍具有刺激性，如果不小心接觸到眼睛或傷口，會直接造成住民的不適，因此請立即使用清水或是生理食鹽水清洗。

芳香療法

　　國內許多營利或是非營利單位，甚至於大專院校的推廣教育班級，皆有舉辦相關的課程與活動，以下列舉幾個單位，供您參考：

• 社團法人德芳亞太研究發展協會

　　德國芳香療法協會（FORUM ESSENZIA)，為目前歐陸最重要的芳香療法研究單位，這是一個旨在推廣芳香療法、芳療照護與芳香文化的非營利組織，在世界各主要芳香療法運用地區都有其分會設立；亞洲區除了已有日本分會外，臺灣分會（FORUM ESSENZIA TAIWAN，簡稱FET）於2003年9月向內政部登記正式成立，目前已有一百多位認證合格的芳香治療師，在各個領域當中，散發出充滿療癒力的香氣。自2006年起，德芳已擴展至亞太地區，在香港、深圳與昆明等地都設有分部與課程講授，自2008年1月1日起，更在德國芳療協會總部授權之下，晉升為德國芳療協會亞太總部，並正式更名為「社團法人德芳亞太研究發展協會」（Asia Pacific Forum Essenzia，以下簡稱APFE），繼續在臺灣及亞洲華語地區大力投入芳香療法、肢體療法與能量療法專業人才之培訓，推動身、心、靈全方位整體照護（Holistic Care），期能從臺灣本土與兩岸三地出發，落實協會的教育理念。

　　APFE獲得「德國芳療協會總部」、「澳洲凱龍能量治療學院」與「德國自然療法協會」三大組織之認可與直接授權，在亞太地區辦理認證課程與證書之核發，專業培訓課程完全依照國際認證治療體系之教育程序，為希望投入芳香療法、肢體療法與能量治療者規劃出一套完整的培訓制度，

並與芳療創業輔導機構YHC（Your Holistic Care，芳療藝術國界）合作推展「芳療人力中心」。

資料來源：引自中華民國應用音樂推廣協會，http://forum-essenzia.tw/about_us.asp，
　　　　　2009/04/12。
社團法人德芳亞太研究發展協會網站：http://forum-essenzia.tw/index.asp。
通訊地址：臺北市大安區和平東路二段345號7樓，客服專線：02-2704-8253。

• 中華芳香精油全球發展協會

　　於2006年成立，目前與澳洲綜合療法醫學會合作，推動歐盟IFPA與美國NAHA芳療專業認證。國際綜合療法醫學會（International Council of Integrative Medicine，以下簡稱ICIM），起源於1998年，在澳洲墨爾本，斯溫柏恩工業大學建立綜合療法的研究所，於2000年於澳洲正式成立ICIM，並於2001年在美國成立AAIM（美國綜合療法醫學會），宗旨爲除了主流醫學外，用專業的醫學態度利用全方位的輔助醫學和療法，包括芳香精油及其他方式來幫助人們和家庭減輕病痛與增進健康。董事會組成成員大部分爲醫生與教授、學者，目前主席爲Brian Costello Ph. D布萊恩博士。理事長Prof Avni Sali MBBS Ph.D艾尼薩利博士爲Graduate School of Integrative Medicine Swinburne University of Technology斯溫伯恩工業大學綜合醫學研究所創所所長。ICIM設有國際交流推展部門，於各大洲設立代表，並有芳香療法小組。另外，美國國際自然療法師協會（International Natural Healers Association，以下簡稱INHA），該協會的目標在於將自然療法發展與普及化，並讓以自然療法爲志的教師及學生們，透過美國國際自然療法師協會的整合力量，使需要自然療法的人得到整體療癒的力量，讓整體保健的觀念能夠透過美國國際自然療法師協會將芳香療法加以推廣國際。

中華芳香精油全球發展協會網站：http://www.iaaiaa.org.tw/front/bin/home.phtml。
客服專線：03-4258-658。
資料來源：引自中華芳香精油全球發展協會，http://iaaiaa.so-buy.com/front/bin/ptlist.
　　　　　phtml?Category=183730，2009/04/12。

• 臺灣芳香療法協會

協會初創的緣由，那也是帶動我們的力量。臺灣芳療協會（簡稱TWAA）是非以營利為目的之社會團體，協會以推動臺灣芳香療法之普及，提升臺灣芳香療法師專業能力及臺灣芳香療法產業之國際能見度為宗旨目前正在積極推廣一階護理芳療師訓練計畫。

資料來源：臺灣芳香療法協會，http://www.tw-aa.org/index.html，2009/04/12。
通訊地址：臺北市大安區忠孝東路四段191號10樓之1，客服專線：02-8771-7050。

藝術治療活動

近幾年來，在長照機構中常會帶領住民進行美術或手工藝活動，讓長輩運用自我能力，藉由創作性圖像來表達自我的意念，或是完成某一創作性作品，來達到自我實現的境界；另外也從創作的過程中，體現到活在當中，正進行一件自我能力可達到的物品，並也從創作成品中，讓自我滿足。但是在創作藝術作品的活動中，常在臨床經驗中，也有諸多需要注意的地方，但是往往可能因為沒設計規劃完整，導致活動進行不順利的情況產生，以下數點提供各位參考。

相信長輩的能力

在創作藝術作品的過程中，長輩常因為羞於表達自己，或是自我在過往的生活經驗中，鮮少運用畫筆等美術用品，來進行創作美術成品，因此在引導的過程中，住民常會向帶領者說：「我不會畫啦！」、「我不要畫！」、「你來幫我做就好！」等話語，這些話語常有時候是表面性語句，並不是代表長輩沒有能力，這是需要特別注意的。

祕訣一　新加入藝術團體活動的住民，可以採取讓住民在旁邊先觀察活動進行的方式。在下次的團體中，再邀請新住民進入團體的活動場域（如桌子），此時則需要有協助者或是志工夥伴，協助新住民進行藝術

活動，如請住民擔任助手的角色，幫忙剪紙、貼紙等動作，在第三次或第四次團體時，才慢慢地讓新住民進行自己創作。此作法通常可運用在新住民適應，或是不太願意參與藝術團體活動的住民身上。

祕訣二　對於上肢關節活動度不佳，或是肌耐力不足的長輩，建議可以從思考他們的「能力」開始。有什麼動作是他們在創作藝術活動的步驟中，可以輕鬆達到的？例如：在剪紙的活動中，中風偏癱的長輩，無法靈活運用雙手，一手拿剪刀，另一手拿紙，此時可以評估長輩的能力（也就是好手的功能），如果可以拿剪刀，協助者或志工就可以幫忙長輩拿紙。

成品的模仿

創作性成品，對於失能長輩的邏輯思考能力是較爲困難的，但是可以運用「模仿」，讓長輩可以明確地看到要達到的成品目標爲何，讓長輩有初步的構念，這對於長輩較爲簡單，也會讓長輩願意接受去執行創作的過程。

但是模仿中，即使長輩沒辦法或是不願意運用帶領者的步驟，帶領者要容許長輩有不一樣的作法，因爲在創作的過程中，模仿通常是在老人活動帶領中的基礎功夫。

讚美與正向引導的重要

長輩創作的成品，長輩自己常會說輕忽自己作品的話，並且陳述自己的作品很醜、很難看，因此帶領者千萬不要只向長輩說：「不會啦！做得很好看。」這樣表面性的話語，通常是無效的語句。比較建議的方式是，可以請長輩們彼此向大家分享自己創作的物品與理念，在這樣的過程中，可以讓長輩們彼此都可以看到自己做的東西，與創作性的理念，並且邀請長輩們送給分享者一句讚美的話，這樣就可以讓長輩得到成就感。

道具的安全性

藝術創作的過程中，雖然有可能會產生意外，但是道具的安全性，確實在活動設計階段就應該考量，且要重視的。

舉例一 有許多機構都喜歡帶領長輩參與吹畫活動，應該要考量住民會不會因為認知功能不良，導致將廣告顏料吸入吸管後，沒有將顏料停在吸管內，而直接吸入嘴巴中。

解決方案 像這類的情事，應該在活動設計階段就應該考慮，這類的活動應該可以邀請哪些長輩參與，或是將顏料直接倒在紙上，再配合工作人員的協助將顏料液體流動，請參與活動的長輩吹動顏料液體即可。

舉例二 有些長照機構會帶領長輩參加貼碎紙活動，應該要考量住民在使用剪刀的時候，會不會意外剪到自己，或是住民間在活動的過程中，不慎碰觸到剪刀刀尖，造成住民有受傷的意外。

解決方案 目前坊間有在販賣安全剪刀，雖然鋒利度較差，但是卻也不會造成活動無法進行的程度。

資源連結的優與劣

連結具有美術長才的志工或老師，來到機構帶領住民參與藝術活動，大多可以讓長輩的美術成品較為美觀，而且可以讓機構的專業人員與半專業人力，成為協助者或是去完成其他的工作，精質人力管理。但是雖然有優點，可是以下幾點需要提醒注意：

1. 成本：專業美術老師師資到長照機構協助帶領活動，行情大約在六百元左右，可是有老師的價碼會高於行情價，如果聘請藝術治療師的價格更高，這就需要機構與老師或治療師能夠討論價碼。當然邀請學生志工或是具有美術長才的志工來協助帶領，在成本上是較便宜的。

2. 志工請假：志工在成本上相對比較便宜，但是水能載舟、亦能覆

舟，志工因為屬於無對價酬勞，因此約束力也較低，有時會突然請假無法前來機構服務，也會導致住民有失落感，甚至於臨時要有替代性活動，導致會有手忙腳亂的情況產生。

3. 不了解住民的習性：志工因為與住民相處的時間不像工作同仁那麼長，且對於「服務」的認知，與機構的期望不同，有時在活動進行時，因不了解住民的習性與禁忌話語，而快言快語說出，造成住民有心理受傷的情況產生，因此，若能在活動進行前，與志工進行教育訓練，並詳敘住民最近的狀況，及需注意的事情，也是可以避免這樣事件產生的方式。

藝術療法

資源講師名單及聯絡方式如表2-6：

表2-6　資源講師資料簡介

姓名	學歷簡介及專業證照	現任本職	聯絡方式 （電話或E-mail）
王秀絨	• 英國The University of Sheffield藝術治療博士 • 東海大學社會工作系碩士	• 東海大學社工系講師 • 中部各社福利機構約聘藝術治療師	hjwang@thu.edu.tw 04-2359-0121#36517
江學瀅	• 紐約大學藝術治療碩士 • 臺東大學兒童文學碩士 • 國立臺灣師範大學美術研究所藝術教育組博士班 • 美國藝術治療學會專業會員	• 臺北市立教育大學兼任講師 • 臺北靈糧堂輔導中心兼任輔導老師	靈糧堂輔導中心電話：02-2369-2578

（續）

姓名	學歷簡介及專業證照	現任本職	聯絡方式（電話或E-mail）
呂旭立	• 加州整合研究學院博士 • 中華民國諮商心理師 呂旭立基金會創辦人	淡江心輔所助理教授	shiuhli@ms25.hinet.net 02-2363-5939 02-2363-9425
呂素貞	• 美國俄州爾斯蘭學院藝術學士 • 美國俄州爾斯蘭學院藝術治療碩士	張啓華文化藝術基金會副執行長	shujenlu@ms37.hinet.net 0927-951-551
呂煦宗	• 陽明大學醫學系醫學士 • 精神科專科醫師 • 加拿大卑詩大學附設醫院臨床研究員 • 加拿大阿德勒心理專業學院進修藝術治療	居善醫院精神科主治醫師	arttherapylu@yahoo.com.tw 03-3866-511
何璟芸	• 美國紐約長島大學（C.W. Post Campus）藝術治療碩士 • 銘傳大學商業設計系學士	華梵大學輔導老師	pc@cc.hfu.edu.tw 02-2663-2102#2321
匡雅麗	• 臺灣師範大學美術系學士 • 臺北市立教育大學視覺藝術研究所碩士	桃園農工教師	greenleafs@pchome.com.tw
周怡君	• 英國瑪格麗特皇后大學學院藝術治療碩士 • 臺灣大學BSC in Physical Therapy	台安醫院藝術治療師	02-2771-8151#2566

（續）

姓名	學歷簡介及專業證照	現任本職	聯絡方式 （電話或E-mail）
林珍珍	德國慕尼黑大學社會學博士	輔仁大學社會工作系助理教授	066950@mail.fju.edu.tw 02-2905-3981
林惠愛	• Goldsmith College University of London（Art Psychotherapy） • 文化大學美術系學士	財團法人爲恭紀念醫院精神科藝術治療師	lhuiai@gmail.com
林純如	• 倫敦大學高登史密斯學院藝術心理治療研究所 • 英國基爾大學諮商所碩士 • 東吳大學心理系學士	• 懷仁全人發展中心兼任藝術治療師 • 臺北縣家庭暴力暨性侵害防治中心藝術治療師 • 實踐大學兼任講師專業證照：諮商心理師	liny425@yahoo.com.tw
林曉蘋	英國瑪格麗特皇后大學學院藝術治療碩士	• 臺中榮總兒童病房及緩和療護病房藝術治療師 • 維新醫院藝術治療中心藝術治療師 • 中部各社福機構及特教中心約聘藝術治療師	pin88924@yahoo.com.tw 04-2359-2525#8116

（續）

姓名	學歷簡介及專業證照	現任本職	聯絡方式（電話或E-mail）
林端容	• 英國Birmingham特殊教育博士 • 澳洲Edith Cowan University藝術治療碩士 • 英國The University of Birmingham特殊教育碩士	香港東華醫院藝術治療師	art_therapy@hotmail.com
吳明富	• 美國聯合大學藝術治療博士 • 美國路易維爾大學藝術治療碩士 • 國立臺北教育大學藝術教育學士	中國文化大學心理輔導學系助理教授	wumingfu@hotmail.com 0922-061-459
易君珊	美國芝加哥藝術學院藝術治療研究所	• 個人工作室 • 廣青文教基金會兼任藝術治療師和國際連絡人 • 實踐大學資源教室兼任藝術治療師	imperfect33@gmail.com
侯禎塘	• 國立彰化師範大學輔導系、輔導研究所碩士 • 臺灣師大特殊教育研究所博士	國立臺中教育大學特教系副教授兼系主任	04-2218-3957

（續）

姓名	學歷簡介及專業證照	現任本職	聯絡方式（電話或E-mail）
范文蔚	• Southern Illinois university Eduardsville, MA-Art therapy counseling • 中華民國諮商心理師	亞東紀念醫院家醫科諮商心理師	tigercatjessie@yahoo.com.tw 02-8966-7000#4952
梁翠梅	• 國立彰師大諮商與輔導博士 • 中華民國諮商心理師	• 弘光科大藝術治療課程專任助理教授 • 全省各級學校與社福機構約聘藝術治療師	supervision999@hotmail.com 0911-985-539
陸雅青	• 西班牙馬德里大學藝術博士 • 美國路易維爾大學藝術治療碩士 • 美國藝術治療學會專業會員美國藝術治療證委會認證之ATR-BC中華民國諮商心理師（諮心字第000355號）	• 臺北市立教育大學視覺藝術系暨藝術治療學程專任教授 • 華人心理治療研究發展基金會藝術治療師	liona@tmue.edu.tw 02-2311-3040#6902
莫淑蘭	• 義大利國立米蘭藝術學院碩士 • 義大利米蘭應用藝術學院學士 • 國立臺灣藝術大學（前國立藝專）學士	• 臺大醫院緩和醫療病房 • 三軍總醫院寧境病房 • 臺北榮總醫院大德病房及精神科青少年學園	estetica@ms24.hinet.net

（續）

姓名	學歷簡介及專業證照	現任本職	聯絡方式（電話或E-mail）
莫淑蘭		• 關懷腦瘤兒童協會、伊甸基金會兼任美術療育老師 • 國立臺北護理學院兼任藝術治療概論講師 • 亞東技術學院護理系兼任藝術賞析講師	
郭育誠	• 義大利國立米蘭藝術學院碩士 • 義大利米蘭應用藝術學院學士	• 臺大醫院緩和醫療病房 • 三軍總醫院寧境病房 • 臺北榮總醫院大德病房及精神科青少年學園 • 關懷腦瘤兒童協會、伊甸基金會兼任美術療育老師 • 華梵大學兼任美術療育／藝術治療概論講師 • 國立臺北護理學院兼任藝術治療概論講師	estetica@ms24.hinet.net

（續）

姓名	學歷簡介及專業證照	現任本職	聯絡方式 （電話或E-mail）
陳學添	臺北市立師院視覺術研究所碩士	臺北縣三峽鎮中園國小輔導主任	02-8671-2590#241
許家綾	• George Washington University藝術治療碩士 • 國立臺灣師大心輔系學士	• 無限天堂藝術治療工作室負責人 • 北市康復之友協會藝術治療師	art_heal@yahoo.com.tw http://blog.yam.com/artheal
張梅地	• 英國倫敦大學Goldsmiths College藝術心理治療碩士 • 中山醫學大學物理治療學士	• 高雄醫學大學附設中和紀念醫院藝術治療師 • 臺南大學幼教系兼任講師 • 高雄市教育局學生諮商中心兼任藝術治療師	940423@ms.kmuh.org.tw 07-3121-101#6816
劉素芬	College of Notre DameMaster of Arts in Marital Family Therapy/Art Therapy		sufen.taiwan@gmail.com 0988-721-915（若未接到請留言）
蔡宜青	• 臺北市立教育大學美勞教育系學士 • 臺北市立教育大學視覺藝術研究所碩士	臺中縣中山國小教師	0916-019-667 04-2587-2471
蔡汶芳	• 美國喬治華盛頓大學藝術治療碩士 • 國立藝術學院（現國立臺北藝術大學）美術系藝術學士	• 康橋雙語中小學高中部輔導組長 • 臺北市立教育大學兼任講師	tsai.tiffany@gmail.com

（續）

姓名	學歷簡介及專業證照	現任本職	聯絡方式 （電話或E-mail）
	• 美國藝術治療證照委員會認證之ATR-BC	• 臺灣失智症協會兼任藝術治療師	
賴念華	• 國立臺灣師範大學諮商心理與輔導博士 • 中華民國諮商心理師臺灣薩提爾婚姻與家族治療師 • 國際哲卡馬任諾心理劇學院核可之「心理劇導演」美國社會計量、心理劇、團體心理治療考試委員會核可之「心理劇導演」（Clinical Practitioner, 簡稱CP） • 美國社會計量、心理劇、團體心理治療考試委員會核可之「準心理劇訓練師」（Practitioner as Trainner, 簡稱PAT）	國立臺北教育大學心理與諮商學系副教授	annielai@faculty.pccu.edu.tw
蘇巧玲	• 美國長島大學藝術治療碩士 • 臺灣師範大學教育心理與輔導學系	臺北市立明湖國中特教教師	chiaoling0924@hotmail.com 02-2632-0616#51

資料來源：引自臺灣藝術治療學會網站(http://www.arttherapy.org.tw/UserFiles/file/professional%20members(4)(1).doc)，2009/03/01。

魔術活動

　　魔術活動是一種可以不需要透過語言或解說，全然依照表演者的肢體動作與道具的結合，讓不分男女老幼都看得清楚、看得入迷的活動，也因此在許多的場合中都會被運用。臺灣近幾年來，也有越來越多的老人長照機構、日間照顧中心、社區關懷據點……等，邀請魔術師或是大學魔術社的學生，為老人表演魔術活動，常常都會得到不錯的迴響，媒體也多有報導（圖2-53），形成機構的行銷特色之一。

　　魔術運用得宜，可以讓表演加分，也因為魔術的過程中，老人大都會充滿著期待與好奇，甚至於還會遭遇到來鬧場的長者，他們全心投入不是在觀賞你的表演活動，而是在用心挑選出你的破綻，因此，打倒他們，讓他們信服，對於你的演出絕對有加分的效果，以下有幾點建議通則，提供參考。

日托老人看魔術 驚呼聲連連

　　〔記者張存薇／卑南報導〕「哇！怎麼變的？」魔術師劉謙昨天造訪卑南鄉利嘉老人日托站，簡單俐落的手法搭配逗趣幽默的說明，讓在場近百位鄉親看得目瞪口呆，笑聲、驚嘆聲不斷。

　　在台電、中油等單位贊助下，健康家庭文教基金會董事長陳怡燕、立法委員黃健庭邀請魔術師劉謙、黃心琳、陳冠霖到台東免費演出，而劉謙昨天上午先到一粒麥子基金會利嘉老人日托站，與近百位來自利嘉、東興村的阿公阿媽同歡。

　　劉謙首先要求觀眾拿出1張千元大鈔，「保證還他2張真鈔」，不過藍色的千元大鈔越折越小，折到最後竟然變成了2張紅色百元大鈔，讓觀眾看得一愣一愣的。

　　接著他又開了1罐可樂、並現場倒出汽水、壓扁罐子後，隨即秀一段「可樂復原記」，壓扁的罐子在他巧手「指引」下，竟然慢慢的恢復原狀，甚至連拉環都重新封上，讓大家驚呼連連。

　　其他還有簡單的長、短繩變成2條一樣長的繩子，與阿公阿媽同樂變魔術等，難得親眼、近距離見到大師級魔術表演，大家都很興奮。

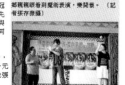

鄉親親眼看到魔術表演，樂開懷。（記者張存薇攝）

魔術師劉謙（中）帶來精彩表演，還與阿公阿媽互動，現場笑聲不斷。（記者張存薇攝）

圖2-53　媒體報導魔術活動

資料來源：自由電子報，摘載日期：2008年7月31日。

挑選「對的」道具

筆者多次到日本自助旅行時，常在百元商品店尋覓到魔術的道具；在臺灣，目前坊間有諸多魔術用品專賣店，甚至於在夜市也有攤位在販賣魔術道具，因此，道具不需要想破頭去設計，但是絕對要花心思在挑選道具用品上。

基本上，電視節目中有諸多魔術，透過攝影機傳播到電視上，讓臺下的觀眾能夠看到，享受到魔術神奇的演出，但是事實上，這些道具除不容易購買外，另外也不適合在老人長照機構演出。如：錢幣變不見的魔術活動，因為平面的效果，再加上錢幣較小，不易讓全場的長輩能夠看得到，進而產生共鳴，甚至於也會導致坐在後排的住民會覺得無聊，而想要離開。

因此較適合魔術的活動，可以考慮選擇如：絲巾變不見、撕報後還原成完好的報紙……等活動，也就是說道具的效果要越大越好、越明顯越好。

用心練手法

空有厲害的道具是沒有用的，一定要配合手法，魔術的效果才能展現出來。許多人都會有個迷思，就是看賣魔術道具的人很厲害，並且對方信誓旦旦地保證，這個魔術絕對很簡單，買道具回家就可以運用，但是實際上買回家之後，自己練習時才發現，這個魔術對自己好難喔！

「臺上三分鐘，臺下十年功」，道具買回來一定要自己不斷地練習，讓每個動作能夠連貫，自己的表情也要訓練，建議可以在鏡子面前練習，可以讓自己發現許多需要改進的地方。如果真的遭遇到問題，請記得回去原本購買道具的地方，要求老闆進行售後服務，如果有機會多加在不同的

場所表演，相信這些都是練手法技巧的機會。

魔術活動可著重於與老人的互動

　　活動表演可以不單只是魔術表演者的工作，也可以運用在教老人變魔術上，讓老人在活動中體會到成就感，並且在家人前來機構探訪時，也可以讓長輩展現所學，讓家人與長輩有更多的談論議題與回憶。

善用學生志工

　　目前魔術師的表演，依名氣及手法，行情價皆有不同，但對於長照機構而言，都是一筆額外的負擔，倒是可以運用大專院校的學生社團，因為有許多學校都有學生成立魔術社，雖然魔術的手法與技巧都不是很熟練，有時會有變不出來或是失敗的情況，但是大多數的演出，對於老人而言，驚喜感都是存在的。當然更重要的是，如果可以跟學生社團建立較長期的合作模式，如每隔三個月慶生會時表演一次，對於學生也較能熟悉環境與長輩，通常都會一次比一次表演更好喔！

第三章　活動設計DIY

第一節　百寶箱

一、作品名稱：感覺達人——百寶箱製作

二、使用對象：

1. 年長的個案。

2. 輕、中度認知功能缺損的個案。

三、材料準備：

材料名稱	數量	材料介紹
有蓋紙箱	1個	
包裝紙	2張	

（續）

材料名稱	數量	材料介紹
生活用品如：湯匙、筷子、梳子、手錶、吹風機、杯子⋯⋯等	數種	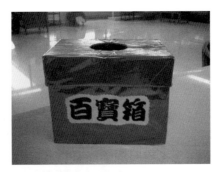

四、製作程序：

1. 將紙箱蓋子中間挖一個直徑約十五公分的圓形。

2. 用包裝紙將紙箱包住，增加美觀（圖3-1）。

圖3-1　百寶箱成品

五、實際運用：感覺達人──百寶箱實際運用（表3-1）

表3-1　感覺達人──百寶箱活動紀錄表

活動主題	感覺達人──百寶箱	時　間	○○年○月○日
地　　點	○○○○○		
帶 領 者	○○○	協同者	○○○
用具準備	百寶箱一個、生活用品數種		

（續）

參加人數	實際參與活動人數	10人	活動觀看人數	5人
活動過程	1.活動帶領者說明「百寶箱」的活動規則，讓長輩清楚知道活動道具的使用，及進行的方式。 2.每位長輩用手放入百寶箱中摸一件物品，先不要拿出來，請長輩說出物品的名稱、用途後，再將物品取出看看是否答對。 3.待每位長輩都摸過物品後，由活動帶領者將百寶箱物品一一取出，由長輩們說出是哪一位長者摸到的物品，再由那位長者自我介紹，讓參與活動的長輩互相認識。			
成員反應	1.長輩用摸的大都說不出物品的正確名稱，但拿出來看了之後，多能說出物品的用途。 2.重度失智之長輩較無法表達。 3.只有一位長輩能答對對方長輩所摸到的物品。			
檢討與建議	1.此次活動屬認知功能類，需輕、中度失智之長輩參與，本次活動並未過濾長者認知狀況，故挾次辦理類似活動時，應先評估長者之認知功能，較不會讓長輩有挫折感。 2.工作人員此次亦未事先準備好讓長輩參加活動，故下次活動進行前三十分鐘，活動帶領者應先至單位安排及協助提醒。 3.本次活動單位未安排工作人員協助活動進行，導致只有實習生及社工帶領活動進行。已與護理長溝通，希望活動時間有固定之工作人員協助，避免影響長輩參與活動之情緒。			

記錄者：

第二節　灌籃高手

一、作品名稱：灌籃高手——紙籃球（網子球）製作

二、使用對象：

1. 有興趣參與活動的個案。

2. 下肢功能缺損的個案。

3. 上肢功能偏癱的個案。

三、材料準備：

材料名稱	數量	材料介紹
報紙	50張	
濾水網	12個	
鈴鐺	24個	
橡皮筋	12條	

（續）

材料名稱	數量	材料介紹
廢紙箱	1個	

四、製作程序：

1. 取一張報紙揉成圓形後，再將第二張報紙包住繼續揉成圓形（緊密揉緊），共以四張報紙揉成圓形。

2. 將揉好的紙籃球套入濾水網中。

3. 取二個鈴鐺穿入橡皮筋中。

4. 用穿好鈴鐺的橡皮筋綁住裝有紙籃球的濾水網。

5. 共製作十二個紙籃球（圖3-2）。

6. 準備兩個中等大小有蓋的紙箱。

7. 可使用A4影印紙箱。

8 取一方型紙板。

9. 紙板正中央割一個圓形洞口。

10. 使用包裝紙包裝投籃板，增加視覺效果（圖3-3）。

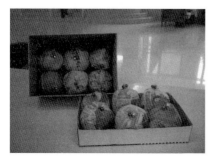

圖3-2 十二個紙籃球

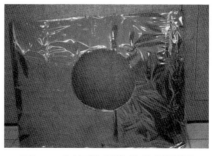

圖3-3 以包裝紙裝飾的投籃板

五、實際運用：灌籃高手——紙籃球（網子球）實際運用（表3-2）

表3-2 灌籃高手——紙籃球（網子球）活動紀錄表

活動主題	灌籃高手——紙籃球（網子球）	時　間	○○年○月○日
地　　　點	○○○○○		
帶 領 者	○○○	協同者	○○○
用具準備	紙籃球（網子球）十二顆、接球箱兩個、投籃板一個		
參加人數	實際參與活動人數 19人	觀看活動人數	4人
活動過程	1.活動帶領者說明「灌籃高手」的活動規則，讓個案清楚知道活動道具的使用，及進行的方式。 2.每次二位個案比賽灌籃，投入紙箱的網子球最多者，將可進入決賽。 3.進入決賽灌籃之個案，需將網子球投入投籃板中間的洞，將選出前三名優勝者。 4.優勝者將頒發獎狀及獎品。		
成員反應	1.上肢功能較差之個案須由工作人員在旁協助，才能將網子球投入紙箱中。 2.空紙箱放在靠背椅上，因高度與坐輪椅的個案視線平行，故較看不到箱口，球較不易投入，將紙箱斜放於椅背後，長者非常容易投入。 3.有的個案球一直無法投出，工作人員適時調整紙箱距離，放在個案面前，則有機會將球放入箱中。 4.重度失能之長者在旁觀看，會用手拍輪椅呈現愉快的表情。 5.原本在旁觀看的長者（阿信阿嬤、周爸、陳阿公），會幫忙撿球，並表示下次也要參加比賽。 6.多數個案反應「網子球」很好抓、不會滑。 7.網子球掉到地面上時，因為摩擦力較大滾不遠，工作人員撿球非常輕鬆。		

（續）

檢討與 建議	1.空紙箱放在靠背椅上，因高度與坐輪椅的個案視線平行，故較看不到箱口，下次紙箱位置須放至較低處，讓個案能看清楚紙箱，才能將球投入。 2.工作人員加油聲音過於激動，個案會不知所措而停頓動作看著工作人員，下次活動時工作人員加油聲應控制，勿影響到個案的心情。

記錄者：

第三節　吹吹樂

一、作品名稱：一鼓作氣──DIY吹吹樂製作

二、使用對象：

1. 有興趣參與活動的個案。

2. 肢體偏癱個案。

三、材料準備：

材料名稱	數量	材料介紹
杯子	5個	
乒乓球	5個	

（續）

材料名稱	數量	材料介紹
水壺	1個	

四、製作程序：

1. 將飲用過的飲料杯洗淨後裝滿水。

2. 將乒乓球放置杯內，使之浮在杯上。

3. 水壺裝水，隨時將杯中水加滿。

五、實際運用：一鼓作氣——DIY吹吹樂實際運用（表3-3）

表3-3　一鼓作氣——DIY吹吹樂活動紀錄表

活動主題	一鼓作氣——DIY吹吹樂	時　　間	○○年○月○日	
地　　點	○○○○○			
帶 領 者	○○○	協 同 者	○○○	
用具準備	杯子五個、乒乓球五個、水壺一個、毛巾數條			
參加人數	實際參與活動人數	11人	活動觀看人數	8人
活動過程	1.活動帶領者說明「吹吹樂」的活動規則，讓長輩清楚知道活動道具的使用，及進行的方式。 2.將杯子裝滿水再將乒乓球放於水面，由長輩依序將乒乓球吹出杯外。 3.乒乓球吹出最多者為本次活動優勝。			

（續）

成員反應	1.長輩們對於吹氣的動作表現較爲吃力，幾位長輩因吹不動球而要求放棄。 2.若由工作人員從旁協助吹球，長輩較能有成就感。
檢討與建議	工作人員可於活動説明時，教導長輩深呼吸、吐氣的動作，使長輩能練習肺活量，並能熟悉吹球方式。

記錄者：

第四節　銀髮記憶盒

一、作品名稱：銀髮記憶盒——色彩認知盒製作

二、使用對象：

　　1. 年長的個案。

　　2. 輕度認知功能障礙個案。

三、材料準備：

材料名稱	數量	材料介紹
點心放置塑膠盒	1個	
廚房紙巾捲筒	5個	

（續）

材料名稱	數量	材料介紹
書面紙	數張	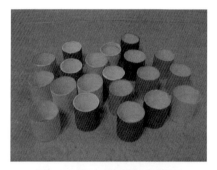

四、製作程序：

1. 將廚房紙巾捲筒外貼上不同顏色之書面紙。

2. 貼好書面紙後，將每個捲筒割成四個同樣大小之圓柱筒（圖3-4）。

3. 將圓柱筒套於塑膠盒上，即完成「色彩認知盒」（圖3-5）。

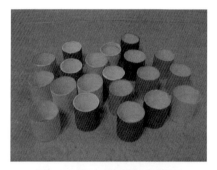

圖3-4　貼上書面紙之捲筒

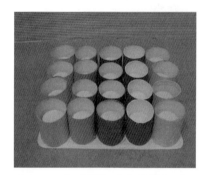

圖3-5　完成製作之色彩認知盒

五、實際運用：銀髮記憶盒——色彩認知盒實際運用（表3-4）

表3-4 銀髮記憶盒——色彩認知盒活動紀錄表

活動主題	銀髮記憶盒——色彩認知盒	時 間	○○年○月○日	
地 點	○○○○○			
帶 領 者	○○○	協同者	○○○	
用具準備	色彩認知盒一組			
參加人數	實際參與活動人數	4人	觀看活動人數	1人
活動過程	1.活動帶領者說明「銀髮記憶盒」的活動規則,讓個案清楚知道活動道具的使用,及進行的方式。 2.每次將所有顏色之柱狀筒分散於桌面上。 3.告知個案相同顏色放成一排。 4.期間可以鼓勵的方式提醒個案放置。			
成員反應	1.四位長輩反應熱烈。 2.阿脆阿嬤會排成X型。 3.春柏阿公會幫阿瑛阿嬤排顏色。 4.工作人員在旁鼓勵,阿公、阿嬤多反應熱烈且有成就感。			
檢討與建議	1.工作人員在旁會幫忙,但應讓長輩試著嘗試,不要太早協助。 2.準備二組教具,較不會影響等待的時間。			

記錄者:

第五節 購物高手

一、作品名稱:討價還價——購物高手製作

二、使用對象:

    1. 有興趣參與活動的個案。

    2. 輕、中度認知功能障礙個案。

三、材料準備：

材料名稱	數量	材料介紹
紙鈔文具	數張	
價錢標示牌	5個	
各式點心、生活用品	數個	

四、製作程序：

1. 準備長者適合的點心、生活用品。
2. 製作價目卡，並將準備的點心、生活用品依價目分類放置。
3. 將假鈔、代幣發放給長者，請長者依照自己喜愛的物品自行選購付費。

五、實際運用：討價還價──購物高手實際運用（表3-5）

表3-5　討價還價——購物高手活動紀錄表

活動主題	討價還價——購物高手	時　間	○○年○月○日
地　　　點	○○○○○		
帶　領　者	○○○	協同者	○○○
用具準備	點心多樣、文具紙鈔一百元四十張、價錢標示卡六個		
參加人數	實際參與活動人數　20人	活動觀看人數	7人
活動過程	1.活動帶領者說明「購物高手」的活動規則，讓長輩清楚知道活動道具的使用，及進行的方式。 2.每位長輩各發兩百元文具紙鈔。 3.長輩們按照標價購買自己想吃的點心，並算出正確的金額。		
成員反應	1.一百元面值的玩具假鈔每位長者各發兩百元，他們幾乎都認為是「真的錢」，有的長輩不好意思拿、有的一直說謝謝、有的生氣不接受、有的拿了錢就收起來不用、有的認為是騙人的，長輩的反應非常多樣。 2.有長輩問：「你自己花錢給我們買東西，你的老闆會不會開除你」、「你賣的東西太貴了」、「是不是義賣」、「我的錢要留在下一次用」等。 3.部分長輩仍擔心需要真的繳錢才能買東西，由工作人員協助說明才用文具紙鈔來購買點心。 4.有長者與工作人員討價還價購買點心。 5.長輩的表現很熱絡，並能認真考慮後才購買。		
檢討與建議	1.點心準備不太夠，較晚購買點心之長輩，買不到自己想吃的東西，實美中不足，下次應準備較多種之點心讓長輩選擇。 2.工作人員會急著幫長輩算錢，應由長輩自己來算，才能達到活動的目的。 3.未與餐廳做好聯繫，活動當天餐廳未提供點心，致點心數量不足。		

記錄者：

第六節 DIY**快樂餐** 1

活動名稱	動手做潤餅捲	活動地點	餐廳或合適地點	活動時間	120分鐘
活動目的			活動對象		
1.讓住民親自做點心並且享受美食。 2.達到訓練手部肌肉兼具活動意義。			住民、家屬、照服員、護士		
活動目標					
達到肢體活動和兼具育樂活動之目的					
活動參與團隊成員		營養師、助理、志工、社工、廚師、照服員、護理師			
活動工具與器材		1.菜框六到十個。 2.保鮮膜一盒。 3.六兩塑膠袋一包。 4.大白盤。 5.菜夾子。 6.材料：（本配方可做出60人份） 　•潤捲皮：60片 　•餡料： 　香菇絲300公克／木耳絲300公克／豆皮絲500公克／筍絲300公克／高麗菜600公克／紅蘿蔔絲300公克／豆芽菜600公克／叉燒肉600公克／蛋皮絲600公克。 　•醬料： 　海山醬600公克／花生粉300公克／香菜末200公克。 　•其他材料： 　保鮮膜60片／塑膠袋。			

（續）

活動流程	負責人員	注意事項
1.將潤餅各種材料備好放在固定桌上，放上夾子備用。 2.每桌放白盤四到五個，依住民數調整之，放上撕好之保鮮膜及十五個潤餅皮備用。 3.當住民到達會場時，由志工拿取材料給住民包潤餅。 4.住民可依照自己喜歡之食材選用包潤餅。 5.作法： 　• 保鮮膜置於桌上，潤餅皮置於其上。 　• 由於材料易生水，故放置順序以較乾材料爲先。 　• 依口味決定醬料多少，爲使咬下每一口均有醬料味道，可塗上一層醬料再放上材料。 　• 內容物可自行決定放置量，但總量應適合餅皮爲主。 　• 利用保鮮膜將餅皮捲起即完成。	全體住民、家屬、志工、工作人員	1.各式菜前處理由廚房廚師先洗淨，隔日再炒好與燙好備用。 2.原則上乾材料先放下面以防皮溼掉造成食材灑滿桌。

活動評值考量

1.方式：登錄活動參加人數。
2.指標：活動中有待改進事項修正與檢討，如食材是否過多或過少，成品不適合住民等。

第七節　DIY**快樂餐** 2

活動名稱	自己動手做魚丸	活動地點	餐廳或合適地點	活動時間	120分鐘
活動目的			活動對象		
1.讓住民親自做點心並且享受美食。 2.達到訓練手部肌肉兼具活動意義。			住民、家屬、照服員、護理人員		
活動目標					
達到肢體活動和兼具育樂活動之目的					
活動參與團隊成員		營養師、助理、志工、社工、廚師、照服員、護理師			
活動工具與器材		1.大碗十個。 2.鐵湯匙十枝。 3.裝水盆子四個。 4.紙碗含蓋三十到五十個。 5.免洗湯匙三十到五十個。 6.材料： 　魚漿3公斤／芹菜末0.3＋0.6公克／紅蘿蔔末0.3公克／荸薺末0.3公克／柴魚片／大骨湯／胡椒粉。			

活動流程	負責人員	注意事項
1.將芹菜末0.3公克、紅蘿蔔末0.3公克、荸薺末0.3公克，拌入魚漿並調味。 2.取大碗，每碗分裝300公克漿泥。 3.製作並擠捏丸子，放入冷水中。	營養師、廚師、住民、志工等人員	

（續）

活動流程	負責人員	注意事項
4.煮柴魚高湯，煮丸子（勿滾），加入芹菜末、調味即可裝杯供應。 5.成品放涼及包裝。 6.善後物品清點。		
活動評值考量		
1.方式：登錄活動參加人數。 2.指標：活動中有待改進事項修正與檢討，如食材是否過多或過少，成品不適合住民等。		

第八節　DIY快樂餐 3

活動名稱	自己動手做腐皮捲	活動地點	餐廳或合適地點	活動時間	90分鐘
活動目的			**活動對象**		
1.讓住民親自做點心並且享受美食。 2.達到訓練手部肌肉兼具活動意義。		住民、家屬、照服員、護理人員			
活動目標					
達到肢體活動和兼具育樂活動之目的					
活動參與團隊成員		營養師、助理、志工、社工、廚師、照服員、護理師			
活動工具與器材		1.大碗十個。 2.鐵湯匙十枝。 3.鋁盒五十個。			

（續）

活動工具與器材	4.材料：魚漿3公斤／芹菜末0.2公克／紅蘿蔔末0.2公克／芋薺末0.2公克／腐皮40張（切成三等份）。

活動流程	負責人員	注意事項
1.將芹菜末0.2公克、紅蘿蔔末0.2公克、芋薺末0.2公克，拌入魚漿並調味。 2.取大碗，每碗分裝兩百公克漿泥。 3.切割腐皮成適合大小，分發腐皮。 4.將調味魚漿（15公克）塗於腐皮上，包妥捲起，排放在蒸盤上。 5.蒸約15分鐘後，分至鋁盒。 6.直接供應給參加的成員享用美食。 7.善後物品清點。	營養師、廚師、住民、志工等人員	

活動評值考量
1.方式：登錄活動參加人數。 2.指標：活動中有待改進事項修正與檢討，如食材是否過多或過少，成品不適合住民等。

第九節　DIY**快樂餐** 4

活動名稱	自己動手包三色元寶	活動地點	餐廳或合適地點	活動時間	90分鐘
活動目的			活動對象		
1.讓住民親自做點心並且享受美食。 2.達到訓練手部肌肉兼具活動意義。			住民、家屬、照服員、護理人員		

（續）

活動目標		
達到肢體活動和兼具育樂活動之目的		

活動參與團隊成員	營養師、助理、志工、社工、廚師、照服員、護理師

活動工具與器材	1.大碗十個。 2.小碗十個。 3.鐵湯匙十枝。 4.托盤。 5.大保鮮膜。 6.桿麵棍。 7.手粉桿。 8.材料： 　中筋麵粉3公斤／菠菜0.6公斤／紅蘿蔔0.6公斤／高麗菜末6公斤／絞肉4.5公斤／蔥末適量／薑末適量／香油適量／胡椒粉適量。

活動流程	負責人員	注意事項
1.將菠菜0.6公斤、紅蘿蔔0.6公斤打成汁備用。 2.高麗菜洗淨切末脫水，拌肉調味。 3.製作麵糰（三色），桿製麵皮。 4.取大碗，每碗分裝600公克肉餡。 5.每個水餃需餃子皮，每張10公克，包肉餡30公克，捏邊包妥。 6.成品，排放在蒸盤上蒸熟（或水煮）、分盒、供應。	營養師、廚師、住民、志工等人員	

活動評值考量		
1.方式：登錄活動參加人數。 2.指標：活動中有待改進事項修正與檢討，如食材是否過多或過少，成品不適合住民等。		

第十節 DIY快樂餐 5

活動名稱	自己動手做花式燒賣	活動地點	餐廳或合適地點	活動時間	90分鐘
活動目的			活動對象		
1.讓住民親自做點心並且享受美食。 2.達到訓練手部肌肉兼具活動意義。			住民、家屬、照服員、護理人員		
活動目標					
達到肢體活動和兼具育樂活動之目的					
活動參與團隊成員		營養師、助理、志工、社工、廚師、照服員、護理師			
活動工具與器材		1.大碗十個。 2.小碗十個。 3.鐵湯匙十枝。 4.托盤。 5.手粉。 6.白盤十五個。 7.材料：（本配方可做出100個） 　•餛飩皮：100片 　•內餡材料： 　　豬絞肉3公斤／蔥花300公克／醬油1大匙／胡椒粉1/4茶匙／香油1/2茶匙／鹽1/4茶匙／三色蔬菜500公克。			

活動流程	負責人員	注意事項
1.將蔥洗淨，去頭鬚及尾部，切成細末備用。 2.將豬絞肉、蔥花與醬油、香油、胡椒粉拌勻。	營養師、廚師、住民、志工等人員	

（續）

活動流程	負責人員	注意事項
3.變化(1)：取一片餛飩皮，包入肉餡（重量30公克），把麵皮擠攏，餡面壓平露出，在每粒燒賣餡上壓放少許三色蔬菜。 4.變化(2)：將肉餡包入餛飩皮內，皮口捻合成十字形捏緊，表面四個小口修整形狀後各放入一粒三色蔬菜。 5.做好的成品，整齊地排列在烤盤上，放入預熱好的蒸烤箱，蒸約十五到二十分鐘，即完成。		
活動評值考量		
1.方式：登錄活動參加人數。 2.指標：活動中有待改進事項修正與檢討，如食材是否過多或過少，成品不適合住民等。		

第十一節　DIY快樂餐 6

活動名稱	自己動手做聖誕小西餅	活動地點	餐廳或合適地點	活動時間	120分鐘
活動目的		活動對象			
1.讓住民親自做點心並且享受美食。 2.達到訓練手部肌肉兼具活動意義。		住民、家屬、照服員、護理人員			

(續)

活動目標	
達到肢體活動和兼具育樂活動之目的	
活動參與團隊成員	營養師、助理、志工、社工、廚師、照服員、護理師
活動工具與器材	1. 電動打蛋器一個。 2. 大盆兩個。 3. 切麵刀一枝。 4. 電子秤。 5. 烤盤六至八盤（紙）。 6. 錫箔紙一捲。 7. 大保潔膜。 8. 抹布一條。 9. 刷子。 10. 湯匙十枝。 11. 10斤內袋兩張。 12. 麵碗一個（刷蛋黃液用）。 13. 材料：（本配方可做出30個，每個餅乾20公克＝106大卡） 　　• 餅乾： 　　奶油120公克／低筋麵粉200公克／糖粉80公克／雞蛋1個。 　　• 內餡： 　　奶油50公克／奶粉50公克／糖粉50公克。 　　• 表面裝飾： 　　蛋黃1個／白芝麻2大匙。

活動流程	負責人員	注意事項
1. 奶油與糖粉混合放入打蛋盆內，以電動打蛋器打至鬆發，加入蛋液再打勻。	營養師、廚師、住民、志工等人員	1. 若覺得內餡太乾時，可添加奶油增加溼度；也可用手將內餡

（續）

活動流程	負責人員	注意事項
2.低筋麵粉過篩，拌入打好的奶油糊內，拌勻成一麵糰，放置醒約十五分鐘。 3.內餡之所有材料只要拌勻，即可使用。 4.取一麵糰約15公克，包上內餡5公克，成一圓球狀後，稍壓扁，以湯匙柄或刀背壓出四道深紋，表面刷上蛋黃液，並撒上白芝麻。 5.將做好的餅乾排列在抹油的烤盤內，烤箱預熱至175℃，放入烤盤，烤約二十分鐘，至表面呈金黃色。		揉至奶油軟化後，溼度就夠了。 2.包上奶酥餡時，一定要將封口捏緊，否則跑出的內餡經過直接烘烤，會變得非常乾硬。

活動評值考量
1.方式：登錄活動參加人數。 2.指標：活動中有待改進事項修正與檢討，如食材是否過多或過少，成品不適合住民等。

第十二節　DIY快樂餐 7

活動名稱	自己動手做佛手酥餅	活動地點	餐廳或合適地點	活動時間	120分鐘
活動目的			活動對象		
1.讓住民親自做點心並且享受美食。 2.達到訓練手部肌肉兼具活動意義。		住民、家屬、照服員、護理人員			

（續）

活動目標		
達到肢體活動和兼具育樂活動之目的		
活動參與團隊成員	營養師、助理、志工、社工、廚師、照服員、護理師	
活動工具與器材	1.大盆兩個。 2.切麵刀一枝。 3.烤盤三盤。 4.大保鮮膜。 5.桿麵棍十枝。 6.材料： 　● 水油皮： 　　中筋麵粉600公克／奶油220公克／糖粉80公克／水300公克 　● 油酥： 　　低筋麵粉400公克／奶油200公克 　● 內餡： 　　後腿絞肉1.2公斤／香菜10根切末／蔥0.2公斤切末／麻油6大匙 　● 調味料： 　　蠔油2大匙／醬油2大匙／黑胡椒粉4大匙／糖2大匙／鹽1茶匙／酒2大匙	

活動流程	負責人員	注意事項
1.首先製作水油皮（外皮），將油皮材料之麵粉築成粉牆，再將奶油、水與糖粉放中間，慢慢將麵粉向內撥，將所有材料混合揉成光滑麵糰，放置醒約二十分鐘。 2.其次製作油酥皮（內皮），將油酥材料之麵粉過篩後，加入奶油，以按壓方式拌勻，分成四十等份備用（每個15公克）。	營養師、廚師、住民、志工等人員	

（續）

活動流程	負責人員	注意事項
3.醒好麵糰分成四十等份（每個30公克），每份包上一份油酥，收口捏緊，捏口朝上，再將麵糰桿成長條狀後，捲成筒狀。捲好麵皮再度桿長，並再捲成筒狀，放置醒約十分鐘，醒時最好蓋上布或保鮮膜，防止表面乾裂。 4.將豬肉與調味料先拌入，將蔥花末、香菜末再一起拌入，再撒上麻油拌勻即成內餡。 5.內餡秤重每粒24公克。 6.醒好麵皮桿成圓片，包入內餡，收口捏緊，整行成扁圓球狀。 7.將麵球由一邊桿薄至中心位置，再以刀子在桿薄處直切五刀，像一隻佛手一樣往外稍微拉開，表面刷上蛋黃，整齊地排列在烤盤上。 8.放入預熱好的烤箱，以175℃烤約二十五分鐘，至表面成金黃色。		
活動評值考量		

1.方式：登錄活動參加人數。
2.指標：活動中有待改進事項修正與檢討，如食材是否過多或過少，成品不適合住民等。

第十三節 DIY**快樂餐** 8

活動名稱	自己動手做端午：水晶粽	活動地點	餐廳或合適地點	活動時間	120分鐘
活動目的			活動對象		
1.讓住民親自做點心並且享受美食。 2.達到訓練手部肌肉兼具活動意義。			住民、家屬、照服員、護理人員		
活動目標					
達到肢體活動和兼具育樂活動之目的					
活動參與團隊成員		營養師、助理、志工、社工、廚師、照服員、護理師			
活動工具與器材		1.果汁機。 2.濾網。 3.點滴架或衣架。 4.菜盆數個。 5.材料：（本配方可做出60人份） 　粽葉60張／綿繩60條／西谷米1,800公克／紅豆沙1,000公克／洛神花少許			

活動流程	負責人員	注意事項
作法一：（白晶粽） 1.紅豆洗淨加入適當水，用大火煮軟、入果汁機打成漿，用濾網將紅豆漿倒入，再擠出水分形成脫水紅豆塊。 2.將脫水紅豆塊加入糖，用小火炒成糊狀混合均勻，即成豆沙。	營養師、廚師、住民、志工等人員	

（續）

活動流程	負責人員	注意事項
3.西谷米煮熟、撈起放涼。 4.粽葉洗淨後捲成三角錐，放入煮熟的西谷米，再放入豆沙，最後再蓋上煮熟西谷米後，將粽葉覆蓋緊密綁上粽繩，放置冷藏後即可食用。 5.食用時，可沾蜂蜜、果糖或桂花醬更能提升口感。 作法二：（紫晶粽） 1.洛神花加水煮十五分鐘後濾去花渣，再加入糖煮至溶化即可。 2.西谷米煮熟、撈起放涼。 3.將煮熟的西谷米泡入洛神花湯汁中約兩小時，再撈起備用。 4.粽葉洗淨後捲成三角錐，放入煮熟的西谷米，再放入豆沙，最後再蓋上煮熟的西谷米後，將粽葉覆蓋緊密綁上粽繩，放置冷藏後即可食用。		

第四章　相關資源

第一節　資源連結

資源連結的原則

　　水可載舟、亦可滅舟，連結資源前務必要了解雙方的期待。機構式的長期照護服務，屬於高度勞力密集性事業，且工作壓力大，業務也十分繁瑣，機構工作人員經常會抱怨事情很多，怎麼會有時間來帶機構老人家活動，更遑論會來設計個別化的活動讓機構住民參與，更只一味地期望有社區志工、團體或是學生志工，能偶爾前來機構服務時，順便帶老人家活動。這樣的想法是危險的。

　　曾聽聞有某甲養護機構，接到乙團體的去電詢問，是否可以利用假日到甲養護機構，去探視機構的住民，並且當天也會帶機構住民活動，甲機構聽聞後也十分高興，並在電話一頭連連向乙團體致謝。甲養護機構為了迎接這天的到來，也特別鼓勵家屬屆時前來參加。到了活動當天，該團體進行表演活動後，就開始向住民與現場的家屬推銷生前契約，造成家屬十分不滿，甲養護機構的負責人與工作人員也十分委屈。

　　水可載舟、亦可滅舟，與初次合作的資源團體聯繫時，就需要盡量了解對方的動機與對來到機構服務的期望，另外也需要跟對方談論到，對方來到機構時需要遵守的事項。

資源連結後，千萬要跟資源進行「始業教育」

　　團體或學生等外來的志工不了解機構的屬性與住民的習性，如果要放

手讓志工去帶住民們活動，千萬要進行「始業教育」，讓志工可以對要參與活動的機構住民有基本的了解，以避免意外的發生。

曾有某家大專院校的學生，因為學校的服務時數規定下，因此到甲養護機構擔任志工，其中這位學生志工因不了解機構住民的屬性，且機構也未主動向此位學生志工說明應注意之事項，在活動舉辦過程中，此位學生志工自行聽從失智症長輩的指示，將輪椅約束背心鬆綁，再加上失智症長輩情緒躁動，欲從輪椅站起，但因重心不穩，這位失智症長者直接向前傾，導致失智症長者頭部直接跌撞地板，顱內有嚴重出血與肢體骨折。上述事件發生後，家屬十分不能諒解甲機構，另外對這位學生而言，也因嚴重的自責，造成此位學生休學。

「始業教育」很重要，但是機構工作人員很容易忽略，往往都是意外發生之後才會懊悔，但這已經來不及了。

資源是需要花時間與精神去營造「關係」

許多團體志工前來長照機構進行服務，往往都是因為某種機緣或是某人引介認識後，開始進行第一次服務，但有時也往往是最後一次，無論機構負責人怎麼邀約，但是團體志工就是婉拒。其中最大的因素，是因為團體志工也無法獲得他們想要的。

資源如何永續、定期前來機構，往往需要靠「關係」，因此營造「關係」可以從最基本開始：活動前的多次電話討論、活動過程的陪伴與全力的支援、活動後機構代表頒發感謝狀，並予以茶水與點心、團體離開後，再次致上感謝函，這些動作都是要讓團體志工感受到機構對他們的重視，也相對創造出「關係」。

第二節 活動範例彙整

名稱與出處	活動範例
健康十巧（《老人小團體——活動設計帶領手冊》，財團法人立心慈善基金會，2006）（《老人活動設計帶領手冊》，中華民國老人福利推動聯盟，2004）	透過十種不同的手部動作，結合穴道按摩，促進長者的肢體活動。
棒球樂競賽（《老人小團體——活動設計帶領手冊》，財團法人立心慈善基金會，2006）紙棒球遊戲（《社區照顧關懷據點——實務操作手冊》，財團法人愚人之友社會福利慈善事業基金會，2006）	藉由揮棒、接球的過程，增進成員彼此之間的認識及肢體上的活動。
• 記憶遊戲競賽（《老人小團體——活動設計帶領手冊》，財團法人立心慈善基金會，2006） • 認識你我他——記憶遊戲（《老人活動設計帶領手冊》，中華民國老人福利推動聯盟，2004） • 這是誰的名牌（莊秀美，《老人團體工作實務》，學富，2003）	透過抽名牌、猜成員的活動，進行破冰之旅，增加彼此的認識，另可作為認知訓練的一種。
紙上捉迷藏（《老人小團體——活動設計帶領手冊》，財團法人立心慈善基金會，2006）	透過彩色筆在圖畫紙裡，一跑一追活絡成員手部關節。
• 投籃高手（《老人小團體——活動設計帶領手冊》，財團法人立心慈善基金會，2006） • 豆袋當入籃（《老年癡呆症活動策劃手冊》，香港老年癡呆症協會，2004）	透過各式運動模式，採適合成員的替代器具，讓成員活動上肢關節。

（續）

名稱與出處	活動範例
• 桌上投籃（《老人活動設計帶領手冊》，中華民國老人福利推動聯盟，2004） • 投籃高手（《老人活動設計帶領手冊》，中華民國老人福利推動聯盟，2004） • 長青排球、保特瓶足球（莊秀美，《老人團體工作實務》，學富，2003）	
蘋果樹（《老人小團體——活動設計帶領手冊》，財團法人立心慈善基金會，2006）	透過製作心情卡片讓成員互相分享心情，互相認識。
蟲蟲危機（《老人小團體——活動設計帶領手冊》，財團法人立心慈善基金會，2006）	利用「動物名稱總匯」，讓成員利用動物圖形來配對，透過此活動讓成員互相合作，腦力激盪。
• 神經緊張（《老人小團體——活動設計帶領手冊》，財團法人立心慈善基金會，2006） • 翻牌遊戲（莊秀美，《老人團體工作實務》，學富，2003）	將成員分組，利用撲克牌配對相同點數，透過此活動讓成員彼此認識活絡，並促進成員反應。
小球的魔力（《老人照顧創意作品集錦》，高雄市政府社會局，2004）	利用水盆與小球，讓成員從水盆中踢出小球，透過此過程促進足部血液循環，並達到清潔、治療、遊戲與復健目標。
• 大家來賓果（《老人照顧創意作品集錦》，高雄市政府社會局，2004） • 健康賓果（《老人小團體——活動設計帶領手冊》，財團法人立心慈善基金會，2006）	賓果遊戲，搭配不同的主題的題目，達到灌輸成員健康知識，並刺激成員視覺感官及增加成員彼此互動。

（續）

名稱與出處	活動範例
• 紙上賓果（《老人活動設計帶領手冊》，中華民國老人福利推動聯盟，2004） • 長青賓果（莊秀美，《老人團體工作實務》，學富，2003）	
• 兒時的回憶、婚姻慶典、孩子的教養、公共交通（《老年癡呆症活動策劃手冊》，香港老年癡呆症協會，2004） • 古往今來、環島旅行、育兒篇、憶童年、童年記趣（《老人活動設計帶領手冊》，中華民國老人福利推動聯盟，2004）	利用成員兒時的玩意或遠期記憶做治療媒介，讓成員話當年，鼓勵成員互相溝通，有助於增進成員的適應力並減低憂鬱情形。
教組員打電話（《老年癡呆症活動策劃手冊》，香港老年癡呆症協會，2004）	透過獎品、名牌、電話號碼字條、大電話、阿拉伯數字表、茶具、茶點等器具，作為現實導向的工具，讓認知功能衰退的成員能夠在過程中改善他們對周圍環境及事物的認知和處理方法。
• 記得有幾多（《老年癡呆症活動策劃手冊》，香港老年癡呆症協會，2004） • 袋中寶（《老人活動設計帶領手冊》，中華民國老人福利推動聯盟，2004） • 恐怖箱（莊秀美，《老人團體工作實務》，學富，2003）	利用各式各樣的日常生活用具，加上各項感官提示，包括視覺、嗅覺、味覺、聽覺等，讓成員訓練自己的記憶力及刺激思維。
• 歡樂對對碰（《老年癡呆症活動策劃手冊》，香港老年癡呆症協會，2004） • 數字對對碰（《老人活動設計帶領手冊》，中華民國老人福利推動聯盟，2004）	透過兩套相同的圖畫、相片、數字卡等，提供成員訓練視覺記憶的機會，並促進成員間的互動。

（續）

名稱與出處	活動範例
• 對對樂（莊秀美，《老人團體工作實務》，學富，2003） • 圖形遊戲、過五關（《老人活動設計帶領手冊》，中華民國老人福利推動聯盟，2004）	
聲聲相識（《老年癡呆症活動策劃手冊》，香港老年癡呆症協會，2004）	利用一盒記錄了不同聲音效果的錄音帶，可選擇參加者熟悉的聲音，例如：電視明星、日常生活所聽到的聲音等，提供訓練成員聽覺記憶的機會。
生命的樂章（《老年癡呆症活動策劃手冊》，香港老年癡呆症協會，2004）	記錄有日常生活中熟悉聲音的錄音帶、錄音機與聲音有關的物件，透過聽覺提示，提升成員對環境的注意、提供感官的體驗及令成員對環境或社交需要做出反應。
• 鮮果滋味、質感世界、活得出色、聞一聞、估一估（《老年癡呆症活動策劃手冊》，香港老年癡呆症協會，2004） • 水果園地（《老人活動設計帶領手冊》，中華民國老人福利推動聯盟，2004） • 摸摸樂（《社區照顧關懷據點——實務操作手冊》，2006） • 聞香大考驗（《社區照顧關懷據點——實務操作手冊》，2006） • 嗅一嗅（《老人活動設計帶領手冊》，中華民國老人福利推動聯盟，2004）	利用不同種類的生果、不同質感的物料樣本、數個小瓶內盛味道各異的物料等物品，透過味覺、觸覺、嗅覺等，提升成員對環境的關注和感官的體驗，並能提供成員表達感情及溝通的機會。

（續）

名稱與出處	活動範例
• 梳洗打扮（《老人活動設計帶領手冊》，中華民國老人福利推動聯盟，2004）	
• 魚目運珠、五福臨門（《老年癡呆症活動策劃手冊》，香港老年癡呆症協會，2004） • 五彩套環、夾乒乓球比賽（《老人活動設計帶領手冊》，中華民國老人福利推動聯盟，2004）	透過乒乓球、筷子、小籃子、套環等物品，訓練成員機能控制、手眼協調及手部精細動作。
• 沙包籃球賽、傳球運動（《老人活動設計帶領手冊》，中華民國老人福利推動聯盟，2004） • 丟丟樂（《老人照顧創意作品集錦》，高雄市政府社會局，2004） • 沙包保齡球、老人排球、鏡中投球（《老人活動設計帶領手冊》，中華民國老人福利推動聯盟，2004）	利用自製沙包或小球等物品，透過投擲的過程訓練成員注意力、認知能力等，並增加肢體的靈活度。
• 釣魚（《老年癡呆症活動策劃手冊》，香港老年癡呆症協會，2004） • 祝福祈願（《老人小團體──活動設計帶領手冊》，財團法人立心慈善基金會，2006） • 釣魚活動（《老人活動設計帶領手冊》，中華民國老人福利推動聯盟，2004）	透過紙魚──用金屬萬字夾夾在魚口、魚杆──可選用木棒或紙棒，用尼龍草當魚絲，另一端繫著磁石、大盤子等方式釣魚，訓練成員手眼協調能力。
• 利利是是齊齊包、中國節日知多少（《老年癡呆症活動策劃手冊》，香港老年癡呆症協會，2004） • 你賣我買（《老人活動設計帶領手冊》，中華民國老人福利推動聯盟，2004） • 大嬸婆買菜（莊秀美，老人團體工作實務，學富，2003）	利用各式社交活動、日常生活中的活動，包括過新年、買菜、打扮等，例如包紅包等，訓練成員記憶力、反應及辨別能力，並能從中感受到節慶的歡樂。

（續）

名稱與出處	活動範例
• 俏媽帥爸服裝秀（《老人活動設計帶領手冊》，中華民國老人福利推動聯盟，2004） • 郵差來了、新年快樂（莊秀美，《老人團體工作實務》，學富，2003）	
飛鏢秀（《社區照顧關懷據點——實務操作手冊》，2006）	自製保麗龍飛鏢板，標的中心貼上紅心，旁邊貼上各種動物圖形（牛、羊、狗、貓）及各種表演項目（唱歌、跳舞、講笑話）、三到五枝飛鏢，訓練成員眼睛專助力、增強手腕及手臂關節活動。
• 震撼教育（《社區照顧關懷據點——實務操作手冊》，2006） • 吹氣大作戰（《老人活動設計帶領手冊》，中華民國老人福利推動聯盟，2004）	透過吹氣球活動（氣球或乒乓球），訓練成員肺活量及培養成員合作精神。
• 一眼難盡（《社區照顧關懷據點——實務操作手冊》，2006） • 記憶大考驗（《老人活動設計帶領手冊》，中華民國老人福利推動聯盟，2004） • 咦？到底是什麼呢？（莊秀美，《老人團體工作實務》，學富，2003）	規定在一定時間內，記住眼睛所看到的東西，增進成員視覺感官能力、專注力及記憶力。
歌中有畫、吸管貼畫、稻草貼（《社區照顧關懷據點——實務操作手冊》，2006）	將一首歌的意境，用剪貼方式完成一幅畫或其他方式的剪貼過程，達到活化手部與腦部功能。

（續）

名稱與出處	活動範例
文字尋寶（《社區照顧關懷據點——實務操作手冊》，2006）	挑一首詩，從舊報紙中找出所有詩文內容，鼓勵成員學習識字、刺激腦部。
讓溝通無衝突——老王來找碴、傳聲筒、你情我願（《老人小團體——活動設計帶領手冊》，財團法人立心慈善基金會，2006）	透過情境式題目、傳聲方式或各式拒絕方式等，讓成員了解不同的溝通障礙可能帶來的衝突，促進成員彼此溝通。
• 拼拼樂——（《老人活動設計帶領手冊》，中華民國老人福利推動聯盟，2004） • 組合圖片、配一配（莊秀美，《老人團體工作實務》，學富，2003）	利用幾何圖形、組合圖卡拼圖，訓練成員基本幾何圖形的辯識、注意力及認知能力。
• 輪椅駕駛執照（《老人活動設計帶領手冊》，中華民國老人福利推動聯盟，2004） • 曲棍球比賽（《老人照顧創意作品集錦》，高雄市政府社會局，2004）	利用障礙物數個，讓坐輪椅的成員訓練手部肌力、注意力與反應力，並增加成員生活樂趣。
• 蘿蔔蹲（《老人活動設計帶領手冊》，中華民國老人福利推動聯盟，2004） • 球碰球、水果蹲、火車進行曲（莊秀美，《老人團體工作實務》，學富，2003）	透過此活動訓練成員注意力、認知能力、辨識力和反應。
繞啊繞（莊秀美，《老人團體工作實務》，學富，2003）	利用童軍繩的轉圈環繞，訓練成員手部運動。
老師說、念到某個字就鼓掌、數到3就拍手（莊秀美，《老人團體工作實務》，學富，2003）	使用口頭命令的團體活動，訓練成員集中注意力並增進反應能力。

參考文獻

1. 行政院主計處（n.d.）。民國八十九年普查統計結果。線上檢索日期：2005年8月22日。網址：http://www.dgbas.gov.tw/fp.asp?xItem=1185&ctNode=3273。

2. 呂寶靜（2004）。身體功能之評量——失能者與其家庭照顧者看法之比較。臺灣衛誌，23（3），188-196。

3. Christmas, C., Anderson, R. A. (2000). Exercise and older pateints: guidelines for the clinician. *Journal of the American Geriatrics Society*, *43*, 318-324.

4. Hooyman, N. & Kiyak, A.(1996). *Social Gerontology: A multidisciplinary perspective*. 4th Ed. Allyn & Bacon: Boston.

5. House, J. S., Landis, K. R. & Umberson, D. (1988). Social relationships and health. *Science, 241*, 540-545.

6. Kaplan, M. S., Newsom, J. T., McFarland B. H., & Lu L. (2001). Demographic and Psychosocial Correlates of Physical Activity in Late Life. *American Journal of Preventive Medicine, 21 (4)*, 306-312.

7. Lanza, S.(1997). *Essentials for the Activity Professional in Long-Term Care.* Delmar Publication Co.: New York.

8. Nied, R. J. (2002). Promoting and Prescribing Exerxise for the Elderly. *American Family Physician, 65*(3), 419-426.

9. Rehabilitation Research and Training Center on Disability Demographics and Statistics (2005). *2004 Disability Status Reports.* Ithaca, NY: Cornell University.

10. Rejeski, W. J. & Focht, B. C. (2002). Aging and Physical Disability: On

Integrating Group and Individual Counseling with the Promotion of Physical Activity. *Exercise and Sport Sciences Reviews,* 30(4), 166-170.

11. Stahl T., Rutten A., Nutbeam D., Bauman A., Kannas L., Abel T., Luschen G., Rodriquez D. J. A., Vinck J., & Zee J. (2001). The importance of the social environment for physically active lifestyle-results from an international study. *Social Science and Medicine,* 52, 1-10.

12. The West Virginia Adult Basic Education (WVABE) Instructor Handbook. *Meeting the Needs of Adult Learners.* Section 3, 2006.

13. Verbrugge, L. M., & A. M. Jette (1994). The disablement process. *Social Science and Medicine,* 38, 1-14.

14. Vuori, I.(1998). Does physical activity enhance health? *Patient Education and Counseling,* 33, 95-103.

國家圖書館出版品預行編目資料

長期照護活動設計手冊／張宏哲、李莉、林昱
宏、劉懿慧主編. －－初版.
－－臺北市：五南，2009.08
　面；　公分
參考書目：面
ISBN 978-957-11-5619-4（平裝）
1.長期照護
419.71　　　　　　　　　　　　98005914

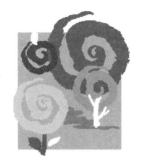

5K99

長期照護活動設計手冊

主　　　編／	張宏哲　李莉　林昱宏　劉懿慧
作　　　者／	張宏哲　李莉　林昱宏　劉懿慧　王美淑
	江慧琪　何志鴻　侯曉如　張丰如　陳美珠
	陳嘉年　陳贊光　游梅珍　楊育哲　楊琪
	謝智伶
發 行 人／	楊榮川
總 經 理／	楊士清
副總編輯／	王俐文
責任編輯／	許杏釧　張懿祥
封面設計／	斐類設計工作室
出 版 者／	五南圖書出版股份有限公司
地　　　址／	106臺北市大安區和平東路二段339號4樓
電　　　話／	(02)2705-5066　傳　真：(02)2706-6100
網　　　址／	http://www.wunan.com.tw
電子郵件／	wunan@wunan.com.tw
劃撥帳號／	01068953
戶　　　名／	五南圖書出版股份有限公司
法律顧問／	林勝安律師事務所　林勝安律師
出版日期／	2009年8月初版一刷
	2018年3月初版四刷
定　　　價／	新臺幣250元